LE
MIEL

Du même auteur, aux éditions Leduc.s

Le raisin malin, 2015.
L'ail malin, 2015.
Mes petites recettes magiques à la courgette, 2015.
Paris avec les enfants, c'est malin, avec Stéphanie Buhot, 2015.
Mes petites recettes magiques à moins de 300 calories, 2012.
Le sel malin, 2010.
Le chlorure de magnésium malin, 2010.
Mes petites papillotes magiques, 2010.
Soupes brûle-graisses, 2010.
Yaourts inratables, 2010.

Découvrez la bibliographie complète de l'auteur :
www.editionsleduc.com/alix-lefief-delcourt

REJOIGNEZ LA COMMUNAUTÉ DES LECTEURS MALINS !

Inscrivez-vous à notre newsletter et recevez chaque mois :
- des conseils inédits pour vous sentir bien ;
- des interviews et des vidéos exclusives ;
- des avant-premières, des bonus et des jeux !

Rendez-vous sur la page :
https://tinyurl.com/newsletterleduc

Découvrez aussi notre catalogue complet en ligne sur notre site :
www.editionsleduc.com

Enfin, retrouvez toujours plus d'astuces et de bons conseils malins sur notre blog : **www.quotidienmalin.com**
sur notre page Facebook : **www.facebook.com/QuotidienMalin**

© 2010 Leduc.s Éditions
Douzième impression (février 2018)
29 boulevard Raspail
75007 Paris – France
ISBN : 978-2-84899-384-3
ISSN : 2425-4355

C'EST MALIN
POCHE

ALIX LEFIEF-DELCOURT

LE
MIEL

LEDUC.S
PRATIQUE

Mise en garde

Les conseils santé proposés dans ce livre ne dispensent pas d'un diagnostic et d'un avis médical.

Sommaire

Partie 1 : Le miel, un trésor de la nature ... 9
Histoire et fabrication ... 11
Un aliment magique ... 19
Bien le choisir et le consommer ... 33
Les autres produits de la ruche ... 49

Partie 2 : Applications pratiques ... 73
Ses utilisations santé ... 75
Ses applications beauté ... 115
Et dans la maison ? ... 137
Le miel en cuisine ... 145

Bibliographie ... 175

Table des matières ... 177

PARTIE I

Le miel, un trésor de la nature

CHAPITRE I

Histoire et fabrication

Dans toutes les civilisations et toutes les croyances, le miel a toujours eu une place privilégiée. Ce liquide couleur or qui ne pourrit jamais exerce une fascination sur les hommes. Il est indissociable des rites et coutumes qui accompagnent la naissance et le passage vers l'au-delà. Ce cadeau de la nature est le symbole à la fois de la vie, de l'abondance, de la pureté et de la sagesse.

La nourriture des dieux et autres croyances

Selon les Égyptiens, le miel serait né des larmes du dieu soleil Rê. Les hiéroglyphes présents dans les pyramides illustrent la place essentielle de cet ingrédient dans la vie quotidienne. La plus ancienne description de l'apiculture en tant que méthode d'élevage des abeilles remonte à près de 4 500 ans : elle figure sur un bas-relief du temple du soleil d'Abou Ghorab, en Basse-Égypte. Le miel est alors utilisé tant en médecine qu'en cuisine et en cosmétologie. On s'en sert notamment pour soigner les blessures et les coupures. La plupart des remèdes utilisés à l'époque sont faits à base de vin de miel et de lait. Les Égyptiens préparent aussi des biscuits au miel pour les donner en offrande à leurs dieux. Et, au cours de l'embaumement, ils utilisent le miel, la cire et la propolis, associés à d'autres plantes, pour la conservation des corps.

Selon la croyance grecque, le miel aurait été donné aux hommes par Dionysos. Son père – Zeus lui-même – fut d'ailleurs, pendant son enfance, nourri exclusivement du miel fabriqué par les abeilles du mont Ida et du lait de la nymphe-chèvre Amalthée, ce qui lui valut les

Histoire et fabrication

surnoms de *Mellisaios,* « homme-abeille », ainsi que *Zeus Meilichios,* « fait de miel » ou « doux comme le miel ». Mais c'est Aristée, fils d'Apollon, qui apprend aux hommes l'art d'élever les abeilles. Comme en Égypte, le miel joue un rôle essentiel dans les rites funéraires : il aide à la conservation des corps et accompagne l'âme du défunt jusqu'à sa renaissance. Il est aussi l'une des composantes de la nourriture des dieux de l'Olympe, l'ambroisie.

Dans la tradition chrétienne, la Terre promise est un « pays ruisselant de lait et de miel ». Il est bien plus qu'un symbole de douceur et de plaisir : il évoque aussi la sagesse, la connaissance, la vérité. Dans la tradition musulmane aussi, des fleuves de miel coulent au paradis…

Chez les Mayas, les abeilles sont considérées comme des animaux domestiques confiés par les dieux. Avec le miel, ils fabriquent le *balche*, une boisson alcoolisée qui leur permet d'entrer en contact avec les dieux lors des cérémonies religieuses, notamment avec Ah-Muzenkab, littéralement « celui qui veille sur le miel ». Mais le liquide doré sert aussi de sucre et de médicament pour toutes sortes de maux.

Du nectar au miel...

Dans la ruche, où vivent entre 30 000 et 60 000 abeilles, l'organisation et la hiérarchie priment. Rien n'est laissé au hasard. Chaque abeille a une mission à remplir, et toutes ont le même but : fabriquer le miel, cette substance sucrée produite à partir du nectar des fleurs ou du miellat de pucerons.

• **La reine** : plus grande que les autres abeilles, elle est la seule de la ruche à être fertile. Protégée sans relâche par les ouvrières, elle est nourrie exclusivement de gelée royale. Une fois fécondée, elle pond sans relâche tout le reste de sa vie : jusqu'à 2 000 ou 3 000 œufs par jour ! Elle peut vivre 4 à 5 ans.

• **Les faux-bourdons** : ce sont les mâles de la colonie. Leur seul rôle : féconder la reine. Une fois cette mission accomplie, ils meurent, leur organe reproducteur ayant été arraché.

• **Les ouvrières** : leur rôle évolue en fonction de leur âge. D'abord chargées de nettoyer la ruche, elles vont ensuite participer à la construction des alvéoles, nourrir les larves, ventiler la ruche, la surveiller… Enfin, au bout de 3 semaines, elles sortent de la ruche et deviennent des butineuses.

Histoire et fabrication

La fabrication du miel est un travail de longue haleine qui nécessite plusieurs milliers d'heures. Les étapes sont nombreuses.

- **L'abeille butine le nectar** de la fleur, c'est-à-dire qu'elle l'aspire avec sa trompe au fond des corolles. Elle récolte aussi le miellat, les excrétions des pucerons laissées sur les plantes ou les arbres. Elle stocke ce liquide riche en sucre dans son jabot. C'est là que le sucre subit sa première transformation : le saccharose se transforme en glucose et en fructose.

- **L'abeille butineuse rentre ensuite à la ruche** et livre sa récolte. D'autres abeilles sont chargées de le régurgiter plusieurs fois de suite, l'une après l'autre. C'est ce qu'on appelle la « trophallaxie ». Ainsi, le nectar s'enrichit en enzymes et s'appauvrit en eau.

- **Séché, chauffé, ventilé** (par les abeilles ventileuses), le nectar est de moins en moins riche en eau, il devient miel. Il est alors entreposé dans les alvéoles, que les abeilles ferment avec de la cire.

C'est là que débute le travail de l'apiculteur, au printemps et à l'automne. Après avoir enfumé les abeilles pour détourner leur attention, il enlève la pellicule de cire bouchant les alvéoles et extrait le miel grâce à une machine. Une fois débarrassé de ses impuretés par filtrage, le miel repose quelques jours avant d'être mis en pot.

L'apiculture en France

- **Nombre d'apiculteurs** : 69 600.
- **Nombre de ruches** : 1,4 million.
- **Production** : 18 000 tonnes en 2007. À titre de comparaison, la production était de 25 000 tonnes en 2004 et de 35 000 tonnes en 1995.
- **Consommation** : 40 000 tonnes par an. Le marché est donc très déficitaire. Les importations viennent essentiellement de l'Union européenne (Espagne, Roumanie, Pologne, Italie…), du Canada, du Mexique, d'Argentine, de Chine…

Source : ministère de l'Alimentation, de l'Agriculture et de la Pêche.

Histoire et fabrication

« Si l'abeille devait disparaître de la surface du globe...

... l'humanité n'aurait plus que quelques années à vivre. » Cette phrase, que l'on attribue parfois à Albert Einstein, illustre bien l'importance des abeilles dans notre écosystème. Certes, l'affirmation est un peu exagérée... mais pas si éloignée de la réalité : selon certains chercheurs, la disparition des abeilles de la surface de la Terre entraînerait la disparition de 60 % de nos fruits et légumes ! Sans compter toutes les plantes que nous ne consommons pas... Plus que de simples fabricantes de miel, les abeilles sont en effet un maillon essentiel à la biodiversité. Sans elles, la pollinisation de nombreuses plantes ne pourrait être assurée, causant la disparition de certains animaux, et des dégâts irréversibles dans l'agriculture. Or, depuis quelques années, de nombreuses abeilles disparaissent, faisant craindre aux apiculteurs et aux écologistes le pire pour les années à venir. Elles sont victimes de ce que l'on appelle le « syndrome de l'effondrement des colonies d'abeilles ». En clair, les abeilles disparaissent massivement et brutalement sans aucune explication, et cela dans de nombreux pays. Ainsi, en France, durant l'hiver 2007-2008, le taux de pertes a été estimé à 30 % ! Les raisons avancées sont nombreuses. On invoque principalement le changement climatique, le développement de virus, parasites et insectes qui déciment des colonies entières mais aussi la contamination des champs par certains pesticides.

CHAPITRE 2

Un aliment magique

Le miel a longtemps été le seul sucre connu et utilisé par l'homme. Mais c'était un produit de luxe, réservé aux riches et... aux dieux! Avec la découverte du sucre de canne puis du sucre de betterave, à partir du XVIe siècle, le nectar des abeilles a été relégué au second rang. Banalisé, il a vu son prix diminuer. Les classes populaires l'ont découvert, mais la consommation est restée limitée. Depuis quelques années, l'engouement croissant pour les produits naturels, la méfiance vis-à-vis des aliments raffinés et diverses préoccupations diététiques font que l'on redécouvre les vertus du miel, bien supérieures à celles du sucre classique.

Un concentré d'énergie

Le miel est un aliment très prisé par les sportifs non seulement avant les entraînements, pour doper naturellement leurs performances, mais aussi pendant l'effort, pour leur donner des forces, et après, pour une récupération plus rapide. Logique : le miel, c'est avant tout **80 % de sucres, majoritairement « simples »** (glucose et fructose). Contrairement aux sucres composés (sucre de betterave, de canne), ils sont assimilés directement par l'organisme, sans digestion et sans intervention de l'insuline. Ce qui permet de ne pas fatiguer le foie et le pancréas. Au passage, soulignons que cela ne veut pas dire qu'il est recommandé aux diabétiques (voir p. 28).

Le miel est un mélange complexe de nectar, de pollen, de propolis, de cire et de sécrétions des abeilles. Il contient 15 à 20 % d'eau, suivant son origine florale, ainsi que diverses substances : acides aminés, enzymes, protéines, pigments, minéraux (fer, potassium, magnésium, cuivre, calcium, phosphore…), vitamines (A, C, B1, B2, PP). Au total, on trouve dans une cuillerée de miel plus de 200 substances différentes. Un cocktail complet pour bien démarrer la journée !

Un médicament naturel

Depuis des siècles, les hommes utilisent le miel comme un remède naturel à de nombreux maux. Les Égyptiens s'en servaient pour panser les blessures ou soigner les yeux. Au IVe siècle avant Jésus-Christ, Hippocrate, le père de la médecine moderne, le prescrivait pour soigner la fièvre, les ulcères, les blessures… et le conseillait pour la croissance des enfants. Et si on misait sur le miel, comme le faisaient nos ancêtres, plutôt que de se précipiter à la pharmacie au moindre rhume ou à la moindre crise de foie ? Évidemment, soulignons que le miel ne peut pas guérir toutes les maladies et qu'il est conseillé de voir un médecin en cas de trouble grave. Mais, pour des troubles légers, il est souvent un excellent complément – ou même une excellente alternative – à de nombreux traitements médicamenteux.

Des bienfaits communs

Outre leurs qualités énergétiques, tous les miels ont des vertus thérapeutiques communes, plus ou moins marquées selon leur origine florale.

Ainsi, de manière générale et résumée, on peut dire que le miel…

- combat la fatigue et l'anémie, grâce à sa richesse en sucres et sa capacité à favoriser la fixation des sels minéraux.
- empêche la prolifération des bactéries, virus et champignons.
- facilite la digestion, le travail de l'estomac et améliore le métabolisme. Il a aussi un effet laxatif.
- permet de prévenir l'apparition de certains cancers, maladies cardio-vasculaires et neurodégénératives grâce à la présence d'antioxydants et notamment de flavonoïdes. À savoir : plus un miel est foncé, plus il est riche en flavonoïdes.
- est un bon tonique cardiaque.
- est un bon diurétique.
- calme la toux et soulage les maux de gorge.
- met en appétit.
- permet de renforcer les défenses immunitaires.
- est un bon remède contre la nervosité, le stress et les insomnies, grâce à son effet calmant.
- lutte contre le vieillissement grâce à sa richesse en antioxydants.

Un aliment magique

> ### Zoom sur...
> ### le miel comme antibiotique
>
> Aujourd'hui, les bactéries résistent à un nombre croissant d'antibiotiques. En cause : les prescriptions massives et abusives de ces médicaments, leur mauvaise utilisation, les mutations génétiques des bactéries, etc. Face à ce constat, les scientifiques s'intéressent de plus en plus aux produits naturels susceptibles d'agir comme des antibiotiques mais sans créer de résistance. C'est le cas de l'extrait de pépins de pamplemousse*, par exemple, mais aussi du miel. Cette particularité, on la doit à une enzyme, appelée glucose oxydase, qui produit du peroxyde d'hydrogène, un antiseptique reconnu et plus connu sous le nom d'eau oxygénée. Mais pas seulement : le miel contient aussi de nombreuses autres substances antibiotiques naturelles regroupées sous le nom d'inhibine.

Voilà pourquoi nous avons tous intérêt à en consommer quotidiennement, et notamment :
- **les enfants en pleine croissance.** En plus de l'énergie qu'il donne, essentielle pour affronter des journées souvent très longues, le miel aide à fixer le calcium et le magnésium. N'hésitez pas à le compléter avec une cure de gelée royale. Attention toutefois, il est fortement déconseillé

---

* À lire sur le sujet : *Le Pamplemousse malin*, Alix Lefief-Delcourt, Leduc.s Éditions, octobre 2009.

de donner du miel aux enfants de moins de 1 an, car il existe un risque de botulisme (voir p. 28).

• **les adolescents.** Le miel est idéal pour leur donner du tonus, les détendre et les aider à mieux dormir avant les examens…

• **les sportifs.** Le mélange glucose/fructose permet de booster les performances et de bien récupérer après l'effort. Le miel a la particularité d'augmenter l'énergie mais aussi de stimuler le cœur. Une étude américaine a même montré qu'il était tout aussi efficace que les aliments riches en dextrose spécialement conçus pour les sportifs.

• **les personnes âgées ou souffrant d'asthénie.** Le miel est un excellent reconstituant, il comble les carences, combat la fatigue, stimule les défenses immunitaires et l'appétit…

À chaque miel ses indications spécifiques

Dans le détail, chaque type de miel a des indications particulières, directement liées aux bienfaits des végétaux d'origine sur lesquels a été prélevé le nectar.

Type de miel	Indications
Acacia	Il est conseillé en cas d'énurésie (chez les jeunes enfants) et d'incontinence, mais aussi pour la régulation intestinale, les troubles digestifs et tous les symptômes liés (ballonnements, maux de tête…).
Aubépine	Calmant, il est recommandé en cas d'insomnies, de nervosité, d'angoisses, d'hypertension, de palpitations… À conseiller aussi aux personnes cardiaques.
Bourdaine	Il améliore le transit intestinal en cas de constipation.
Bruyère	Il est conseillé en cas de fatigue, d'anémie, d'infection intestinale et de cystites chroniques.
Châtaignier	Bon pour la circulation sanguine et les rhumatismes, il aide également au traitement des affections respiratoires et accélère la cicatrisation.
Citronnier	Idéal contre la fatigue et les problèmes de circulation, il est également efficace en cas de digestion difficile ou de maux de gorge.

Colza	À conseiller aux personnes souffrant de maladies cardiaques ou de problèmes de circulation sanguine.
Eucalyptus	À privilégier en cas de toux, bronchite ou toute autre maladie ORL.
Lavande	Antiseptique et cicatrisant, il s'utilise en cas de brûlures, de piqûres d'insectes… Il est également indiqué dans les cas de rhumatismes et pour ses vertus calmantes.
Manuka (arbre à thé)	Idéal pour soigner les maux de gorge, les problèmes de cordes vocales, la mauvaise haleine ou les ulcères d'estomac.
Mélisse	Pour faciliter la digestion.
Oranger	Calmant, il favorise le sommeil. À conseiller également en cas de nervosité et de migraine.
Romarin	Il stimule les fonctions hépatiques et digestives. Il est également conseillé aux asthmatiques.
Sapin	Antiseptique, il est indiqué en cas de grippe, rhume, bronchite, pharyngite, asthme…

Sarrasin	Particulièrement recommandé en cas d'anémie, de fatigue, de déminéralisation et d'hypercholestérolémie.
Tilleul	À conseiller aux personnes nerveuses, angoissées ou insomniaques.
Tournesol	Idéal pour la croissance des enfants grâce à sa richesse en calcium.
Thym	Il favorise le sommeil et est indiqué pour le traitement des maladies infectieuses, digestives et respiratoires. Il est également antiseptique.

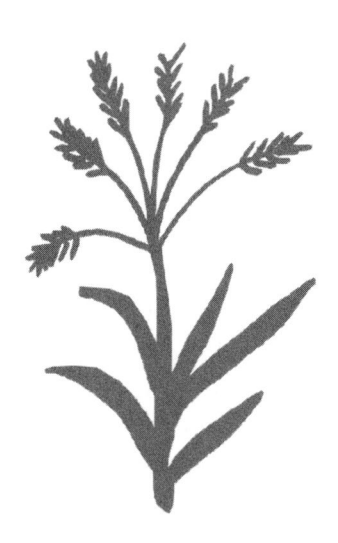

Des contre-indications ?

Rappelons que le miel est essentiellement composé de sucre. Et comme tout produit en contenant, il est conseillé de **ne pas en abuser**. Sinon, gare à la prise de poids !

Quant aux **diabétiques**, on entend souvent dire que le miel est le seul sucre qui leur est permis. Cela n'est pas tout à fait vrai ! Certes, le miel est riche en fructose, ce sucre simple dont l'assimilation ne nécessite pas l'intervention de l'insuline. Mais il contient aussi du glucose, lequel est contre-indiqué.

Attention aussi à son usage chez les bébés. On conseille parfois aux parents d'ajouter un peu de miel, aux vertus calmantes, dans le biberon du soir, ou d'enduire la tétine de miel afin de stimuler l'appétit de l'enfant. C'est très mauvais pour sa future dentition ! De plus, l'enfant s'habitue trop tôt au goût du sucre, et cela peut se transformer en addiction dans les années qui suivent, avec les effets dévastateurs qui y sont liés (obésité, problèmes cardio-vasculaires…). Par ailleurs, les médecins conseillent de ne pas donner de miel avant 1 an en raison du risque de botulisme. En effet, la flore intestinale des nourrissons n'est pas encore mature et ne peut donc pas filtrer une bactérie présente dans certains miels, pasteurisés ou non : le *Clostridium botulinum*. Si cette bactérie est sans danger pour les enfants et les adultes, elle peut, chez le tout-petit, être à l'origine du botulisme. Cette maladie, qui reste assez rare, est mortelle si le traitement n'est pas pris immédiatement.

Peut-on être allergique au miel ?

Les allergies au miel existent mais restent rares au regard de la consommation. Les symptômes sont divers : démangeaisons dans la gorge, le nez ou les yeux, asthme, urticaire, douleurs abdominales... Selon certaines sources, seulement 2 % des allergies alimentaires concerneraient le miel. Mais il existe des facteurs de risques. Ainsi, on déconseille aux personnes allergiques aux pollens d'astéracées ou composées (tournesol, pissenlit, camomille, marguerite...), de consommer du miel*. Si vous êtes allergique au miel, la consommation des autres produits de la ruche est également déconseillée.

---

* Source : « Allergies au miel et aux produits de la ruche », Guy Dutau et Fabienne Rancé, *Phytothérapie*, avril 2009.

Quand le miel entre à l'hôpital...

C'est une pratique millénaire qui revient en force, soutenue par l'engouement croissant pour les remèdes alternatifs et naturels. Depuis quelques années, dans certains hôpitaux occidentaux, on redécouvre les **vertus antiseptiques, cicatrisantes et anti-inflammatoires du miel**. C'est le cas aux États-Unis, en Grande-Bretagne ou en Allemagne.

En France, le professeur Bernard Descottes, chirurgien au CHU de Limoges, s'y intéresse depuis le milieu des années 1980 et commence à faire des émules. En 1984, il applique du miel sur la plaie d'une patiente qui vient de se faire opérer de l'appendicite et qui ne cicatrise pas. En à peine 3 jours, la plaie est refermée! Depuis, il a renouvelé l'expérience des milliers de fois toujours avec le même succès. Le secret du miel? Sa richesse en glucose oxydase, qui se transforme en eau oxygénée (voir p. 23), ainsi que sa teneur en sucres, qui assèchent la plaie, et en composés organiques favorables à la cicatrisation. Parmi les différents miels, celui de thym se révèle particulièrement efficace grâce à la présence de thymol, substance aux facultés antiseptiques et vermifuges reconnues. En Nouvelle-Zélande et en Allemagne, on mise plutôt sur le miel de manuka (ou arbre à thé), dont la concentration en méthylglyoxal, un antibactérien naturel, est jusqu'à 100 fois supérieure à celle des autres miels!

Aujourd'hui, les scientifiques des quatre coins du monde se penchent de plus en plus sur les vertus exceptionnelles du miel. Certains ont découvert ses effets bénéfiques sur l'hypertension, l'herpès génital et labial, les ulcères, le psoriasis, le traitement des cancers… Porteuse de nombreux espoirs, l'apithérapie (la thérapie par les produits de la ruche) a donc encore de beaux jours devant elle.

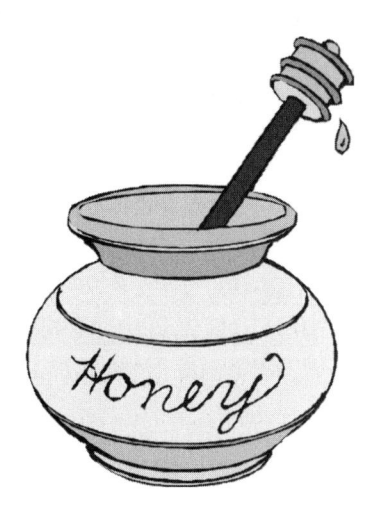

Un allié beauté

Le miel est également de plus en plus utilisé dans les cosmétiques. Doux pour la peau et les cheveux, il les nourrit en profondeur grâce à son abondance en minéraux, vitamines et antioxydants essentiels à leur beauté et leur jeunesse. Grâce à sa richesse en sucres, il booste leur hydratation et les protège du dessèchement et des agressions extérieures. Il régénère les cellules superficielles de la peau et active la circulation au niveau des capillaires. Mais il a aussi des propriétés nettoyantes : il détoxifie la peau tout en douceur, sans l'agresser. Voilà pourquoi, depuis des siècles, on l'utilise pour soigner et embellir les épidermes asséchés. Les Égyptiens, les Grecs et les Romains se servaient de ses propriétés adoucissantes pour préparer des savons, lotions pour le bain, etc. Aujourd'hui encore, de nombreux laboratoires l'utilisent dans la formulation de leurs shampooings, gels-douche, lotions démaquillantes, savons, crèmes pour le visage et le corps, masques, déodorants… On peut également s'en servir pour la préparation de nombreux cosmétiques maison (voir p. 115).

CHAPITRE 3

Bien le choisir et le consommer

Couleur, goût, texture, propriétés, qualité, origine... Tous les miels sont différents et ne se valent pas. Pour faire le bon choix, il est donc essentiel de mieux les connaître.

Un miel, des miels...

Le miel n'a pas UN goût mais DES goûts. Impossible donc d'affirmer «Je n'aime pas le miel» en en testant un seul. Ils sont tellement différents, tant en saveur qu'en intensité, qu'il ne faut surtout pas résister à l'envie de tous les découvrir. Certains ont un arôme doux et délicat, d'autres un parfum puissant et intense. Dans la première famille, on trouvera par exemple les miels d'acacia ou de tournesol ; dans la seconde, ceux de tilleul ou de thym. Certains rappellent la flaveur de la plante ou de la fleur dont ils sont issus, d'autres non.

Les miels monofloraux (ou miels de cru)

Issus en majorité d'**une seule variété de fleurs**, ces miels ont tous une personnalité particulière. Mais pas la même popularité ! Ainsi, ceux d'acacia, d'oranger et de lavande sont largement commercialisés en France, contrairement à ceux de bourdaine ou de manuka, souvent plus difficiles à trouver. Le plus produit dans l'hexagone est le miel de tournesol.

- **Miel d'acacia (ou robinier faux acacia)** : jaune très clair, doux et léger. C'est le préféré des enfants.
- **Miel d'aubépine** : jaune pâle à ambré, arôme discret, fruité.
- **Miel de bourdaine** : roux ambré, fruité, légèrement aromatisé.
- **Miel de bruyère** : de couleur sombre, arôme boisé prononcé, légèrement amer.

- **Miel de châtaignier** : marron, ambré, saveur boisée, intense, légèrement amère.
- **Miel de citronnier** : doré, légèrement acidulé.
- **Miel de colza** : couleur pâle, saveur discrète.
- **Miel d'eucalyptus** : jaune pâle, crémeux, goût puissant.
- **Miel de lavande** : clair et doré, fruité.
- **Miel de manuka** : doux et crémeux.
- **Miel d'oranger** : doré, finement fruité et parfumé.
- **Miel de romarin** : jaune très pâle, goût discret.
- **Miel de sarrasin** : couleur foncée, saveur puissante.
- **Miel de tilleul** : ambré, jaune clair à sombre, arôme puissant et mentholé.
- **Miel de tournesol** : jaune, saveur douce et discrète.
- **Miel de thym** : jaune orangé à rouge, arôme puissant.

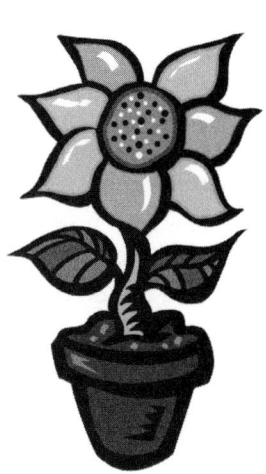

> **Zoom sur… les miels de miellat**
>
> Certains miels ne sont pas issus du nectar des fleurs mais du miellat. Ce liquide visqueux, riche en sucres et en acides aminés, est constitué par les excréments liquides des pucerons et cochenilles. Ceux-ci le déposent sur les feuilles, et les abeilles à miel viennent le butiner. Résultat : un miel de couleur sombre et au goût prononcé. Ainsi, le miel de sapin est en réalité un miellat, tout comme le miel de chêne ou de forêt. Quant au miel de metcalfa, il tire son nom de l'insecte qui le produit : le *Metcalfa pruinosa*.

Les miels toutes fleurs

Dans le cas des miels «polyfloraux», l'abeille butine plusieurs variétés de fleurs. Ils sont alors désignés par leur origine géographique, leur saison…

- **Miel de garrigue** : typé. Dominante de thym, sarriette, romarin, trèfle blanc…
- **Miel de maquis (ou miel de Corse)** : ambré, plus ou moins boisé ou fruité selon la saison. Bruyère et lavande au printemps, thym et immortelle en été, lierre et arbousier à l'automne…
- **Miel de Causse** : beige, doux, floral. Dominante de serpolet, trèfle blanc…

- **Miel de forêt** : de couleur sombre, goût assez intense, boisé. Dominante de ronce, châtaignier, bruyère, tilleul, chêne…
- **Miel de montagne** : doux, floral ou fruité. Dominante de ronce, trèfle, pissenlit, serpolet…
- **Miel d'été** : de couleur rousse, arôme très fruité. Dominante d'arbres fruitiers.
- **Miel de printemps** : goût assez doux. Dominante de colza, trèfle, pissenlit, cerisier…

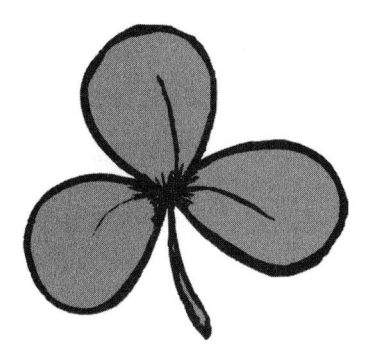

Pour la petite histoire...

Saviez-vous que l'on produisait du miel... à Paris? Des ruches sont en effet installées sur les toits de l'Opéra Garnier, de l'Opéra-Bastille ou du Grand Palais. Les abeilles butinent dans les nombreux parcs et espaces verts publics et privés de la capitale, ainsi que sur les balcons! Pour elles, c'est le bonheur : peu de kilomètres à faire, peu de risques d'empoisonnement par les pesticides ou les fongicides et un microclimat à la fois chaud, doux et humide. Tout cela leur fait même oublier la pollution urbaine qui, finalement, est parfois moins grave pour elles que la contamination des champs par les pesticides dans certaines zones rurales. Résultat : elles produisent 3 à 5 fois plus de miel que leurs «collègues» de la campagne. Leur miel très parfumé a des saveurs de citron et de menthe selon les connaisseurs. D'autres ruches sont installées dans Paris, notamment dans le jardin du Luxembourg et au parc Georges-Brassens. Chaque année, une Fête du miel est organisée dans ces deux derniers lieux (fin septembre-début octobre).

Les miels rares et originaux

Certains miels sont quasiment introuvables. Ils sont produits à l'autre bout du monde et/ou en toutes petites quantités. En voici quelques-uns...

- **Le miel de carotte sauvage** : originaire de Syracuse, en Sicile, il a un goût puissant et riche en saveurs.
- **Le miel de callune** : produit dans les Landes, il a une couleur ambrée et un arôme fruité intense. La callune est une bruyère d'automne à petites fleurs.
- **Le miel d'acoma** : très amer et très foncé, c'est une spécialité des Antilles.
- **Le miel de litchi** : originaire de la Réunion, il a la saveur du fruit.
- **Le miel de sauge noire sauvage** : presque blanc – contrairement à ce que laisse supposer son nom ! – il est produit en Géorgie (États-Unis).
- **Le miel d'arganier** : il est produit au Maroc.

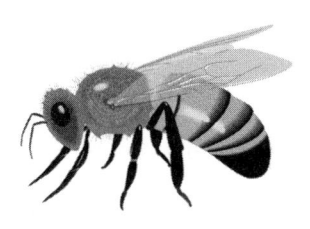

Conseils d'achat

Tous les miels ne se valent pas. Voici quelques conseils pour faire le bon choix.

Les mentions obligatoires

Sur l'étiquette, plusieurs informations doivent être mentionnées.

- **La dénomination de vente**, complétée ou non par des indications d'origines florale, végétale, géographique, ou de qualité : miel d'acacia, de sapin, de montagne, de printemps… La composition des miels polyfloraux peut être précisée (exemple : miel de thym et de lavande).
- **La date limite d'utilisation optimale (DLUO)**, souvent présentée sous l'expression « À consommer de préférence avant fin… ». En réalité, le miel se conserve indéfiniment, s'il est stocké dans de bonnes conditions (voir p. 48). Vous pouvez donc le consommer sans problème longtemps après cette date : il aura peut-être juste perdu un peu de sa saveur.
- **La quantité nette**.
- **Le nom ou la raison sociale** du fabricant, du conditionneur ou du vendeur.
- **Le pays d'origine du miel**, c'est-à-dire celui où il a été récolté.

> **À noter**
>
> Les mentions « naturel », « pur », « sain », « 100 % miel »… ne sont pas admises puisque tous les miels vendus dans le commerce sont censés l'être !

Vaut-il mieux choisir…

… un miel liquide ou solide ?

La consistance du miel, tout comme sa couleur, son odeur et sa saveur, dépend de son origine florale et donc des proportions respectives de glucose et de fructose (ou lévulose). Ainsi, un miel riche en glucose cristallise rapidement, et un miel riche en lévulose beaucoup plus lentement. Elle varie également avec sa teneur en eau ou les conditions de sa conservation (température de la pièce).

À l'origine, tous les miels sont liquides, plus ou moins fluides (comme le miel d'acacia) ou visqueux (comme le miel de bruyère). Au fil du temps, tous cristallisent, à plus ou moins grande vitesse selon les variétés. C'est un processus 100 % naturel attestant que le miel est bien un produit vivant. Se forment alors des cristaux à la surface du pot : il ne s'agit en aucun cas de sucre que l'apiculteur aurait ajouté au miel ! Au contraire, il s'agit d'un signe de qualité, indiquant que le miel n'a pas été pasteurisé (voir ci-après). Pour le rendre à nouveau liquide, il suffira de le chauffer doucement au bain-marie.

Et le miel crémeux? Certains le sont naturellement plus ou moins. Pour d'autres, il s'agit simplement d'un miel qui a commencé à cristalliser, et que le fabricant a malaxé à froid pour améliorer sa consistance. Il conserve toutes ses propriétés et est idéal pour les tartines du matin car il s'étale facilement sans couler!

Zoom sur... le miel en rayons

Certains apiculteurs vendent des morceaux de rayons de cire directement découpés à la sortie de la ruche. Les alvéoles sont alors encore remplis de miel. On les appelle aussi gâteaux de miel ou miel en tranches. C'est la plus ancienne manière de le consommer : on peut manger l'ensemble (miel et cire) ou enlever l'opercule de cire afin de faire couler le miel des rayons.

... un miel pasteurisé?

Le processus de pasteurisation consiste à porter le miel à une température comprise entre 70°C et 80°C. À ne pas confondre avec l'opération qui consiste à le chauffer à 35 °C – température naturelle de la ruche – pour faciliter sa mise en pots. Le but de la pasteurisation est d'améliorer la conservation du produit, en évitant sa fermentation et sa cristallisation. Mais attention : si cette opération détruit les levures à l'origine de la fermentation, elle élimine également les enzymes ou diastases, qui jouent un rôle essentiel dans la digestion ! Il est donc important de choisir un miel non chauffé. Les mentions « Extrait à froid », « Obtenu par extraction à froid », « Obtenu par simple centrifugation mécanique » en apportent la garantie.

... un miel français ?

Aujourd'hui, plus de la moitié du miel consommé en France est importée. Les raisons sont nombreuses : baisse de la production due à l'évolution de l'agriculture moderne, coût plus faible des miels d'origine étrangère, absence de certaines variétés très prisées par les consommateurs (eucalyptus, oranger…). Or si l'on ne veut pas voir disparaître l'apiculture française, il est indispensable de préférer les miels de nos régions, et de n'opter pour les miels d'origine étrangère que si leur équivalent n'existe pas en France. L'une des façons de sauvegarder ce savoir-faire passe par les appellations contrôlées. Ainsi, plusieurs miels sont protégés par une AOC, qui certifie leur provenance et le savoir-faire dans leur fabrication. C'est le cas du miel de Provence, du miel de sapin des Vosges ou du miel de Corse.

De manière générale, il est toujours préférable d'acheter son miel directement auprès du producteur : vous savez ainsi d'où vient le miel que vous consommez et pouvez vous renseigner plus précisément sur sa fabrication, ses vertus ou celles des autres produits de la ruche… C'est toujours très instructif ! Les occasions de rencontres avec les apiculteurs sont nombreuses : il y en a sûrement un près de chez vous, sur votre marché habituel ou celui de vos vacances… N'hésitez pas à faire vos provisions de spécialités des régions que vous visitez : le miel se conserve sans soucis pendant des années. Aujourd'hui, grâce à Internet, on peut aussi commander directement du miel chez les producteurs de l'autre bout de la France : profitez-en !

… un miel bio ?

Le miel bio français peut être certifié AB ou Nature et Progrès. Ces deux labels ont des exigences très strictes. Ce qui explique pourquoi peu d'apiculteurs travaillent en bio – on estime qu'ils sont seulement 300 en France –, et pourquoi le miel bio est plus cher (2 fois plus environ)!

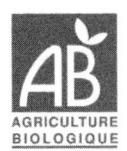

Le label AB impose que les ruches soient implantées dans une zone «saine» d'un rayon de 2 km, ce qui implique l'absence d'agriculteurs conventionnels (non bio), histoire que les abeilles ne butinent pas des fleurs bourrées de pesticides, et l'absence de routes nationales et d'autoroutes. Dans un rayon de 3 km, il ne doit pas y avoir d'usines, de stations d'incinération, etc. Parmi les autres critères : il est interdit d'utiliser des produits chimiques et des pesticides de synthèse, les abeilles doivent être essentiellement nourries de leur miel (pas de sucre raffiné), elles doivent être soignées de manière naturelle, les ruches doivent être construites avec des matériaux non traités, sans peintures ou vernis synthétiques, les cadres doivent être en cire biologique, l'extraction doit être faite à froid, sans chauffage, etc.

À savoir : comment être sûr qu'une abeille n'ira pas butiner hors de ce rayon de 2 km? Si elle a la capacité physique de s'éloigner davantage de sa ruche (plus de 10 km), elle ne dépasse pourtant pas les 2 km car ce n'est pas rentable pour elle. Pour rentrer, elle consommerait plus d'énergie, c'est-à-dire de miel, qu'elle n'en a récolté. Maligne l'abeille !

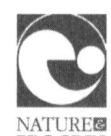

Le label Nature et Progrès ajoute un critère supplémentaire à cette liste. Ainsi, l'utilisation des médicaments vétérinaires allopathiques chimiques de synthèse (dont les antibiotiques) est interdite à tous les stades de la production du miel alors qu'ils sont autorisés, à titre curatif seulement, par le label AB.

Comment le consommer ?

Pour profiter au mieux de ses vertus protectrices, l'idéal est de consommer le miel le matin à jeun, et de le laisser fondre lentement dans la bouche. La bonne dose : 1 cuillère à soupe pour les adultes, 1 cuillère à café pour les enfants.

La consommation et l'utilisation systématique du miel à la place du sucre blanc devraient devenir un réflexe. Pourquoi en effet consommer du sucre blanc raffiné à l'extrême et sans aucun intérêt nutritionnel (on parle de « calories vides ») alors que le miel a tout pour nous séduire : saveurs subtiles, atouts santé… Sans compter une facture calorique moins élevée : 300 kcal/100 g pour le miel contre 400 kcal/100 g pour le sucre. De plus, comme son pouvoir sucrant est moins élevé, on en met moins.

Le miel peut être consommé de multiples manières :
- dans les yaourts, fromages blancs, müeslis, salades de fruits…
- dans les boissons froides (eau, jus de fruits…) ou chaudes mais non bouillantes (thé, lait, tisane…).
- sur les tartines, les crêpes, les gaufres, à la place de la confiture.
- en cuisine, aussi bien dans les recettes sucrées que salées.

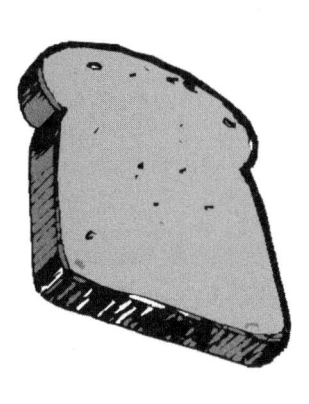

Bien le conserver

Le miel est hygroscopique, c'est-à-dire qu'il absorbe l'humidité de l'air ambiant. Il est donc nécessaire de le conserver dans un endroit sec, dans un pot parfaitement fermé, et de préférence à l'abri de la lumière. Inutile de le stoker au réfrigérateur. Grâce à sa haute teneur en sucres, il se conserve très longtemps. Il se consomme idéalement dans les 2 ans.

CHAPITRE 4

Les autres produits de la ruche

Le miel n'est pas le seul produit de la ruche employé par les hommes pour leur santé ou leur bien-être. L'apithérapie – l'art de se soigner grâce aux produits récoltés ou sécrétés par les abeilles (*apis*, en latin) – est aussi ancienne que l'apiculture. Les Égyptiens, par exemple, connaissaient déjà les vertus de la propolis qu'ils employaient notamment pour embaumer les corps. Mais ce n'est qu'à partir des années 1950 que l'on a découvert les propriétés du pollen et de la gelée royale.

Le pollen, le steak des abeilles

C'est la principale source de nourriture des abeilles, avant le miel qu'elles fabriquent, et leur source essentielle de protéines : voilà pourquoi on appelle parfois le pollen le « steak » des abeilles. Ces minuscules grains, spécifiques à chaque plante, sont en fait l'élément fécondant mâle de la fleur. Ils sont de couleurs différentes selon les fleurs butinées : jaune, orange, rouge, violet, noir… L'abeille les récolte à l'aide de ses pattes et forme deux petites boules qu'elle rapporte ensuite à la ruche. L'apiculteur récupère seulement une petite partie de ces pelotes – 10 % maximum – afin de ne pas nuire à la vie de la ruche. Il va ensuite les trier puis les faire sécher (de manière naturelle) ou les congeler.

Sa composition

Le pollen est un « aliment » naturel très complet car il contient de nombreux éléments indispensables à l'organisme, et qui agissent en synergie. On le considère même parfois comme l'un des meilleurs compléments alimentaires.

• Il contient environ 20 % de protides, et notamment **les 8 acides aminés essentiels à la vie** que le corps humain ne peut produire.

Les autres produits de la ruche

- C'est une excellente **source de vitamines** du groupe B. Il contient aussi, mais à plus faibles doses de la provitamine A et des vitamines C, D et E.
- Il renferme de nombreux **oligo-éléments** : calcium, fer, magnésium, phosphore, potassium…

À noter

Le pollen est aussi très riche en sélénium, un antioxydant majeur reconnu pour son action protectrice contre certains cancers. Il contient également de la rutine, bonne pour le système cardiovasculaire et les vaisseaux sanguins.

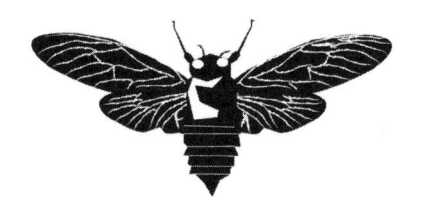

Ses vertus

- **C'est un excellent stimulant et tonifiant**, qui agit tant au niveau physique que psychologique. Ainsi, il permet de **donner du tonus et de l'énergie**, mais aussi de **booster les capacités intellectuelles ou l'humeur**. Idéal pour les personnes déprimées, stressées, asthéniques ou qui ont perdu l'appétit, les convalescents, les anorexiques…
- Il **agit sur le métabolisme général**, en régulant divers troubles : constipation fonctionnelle chronique, jambes lourdes, chute de cheveux, ongles cassants, fatigue oculaire…
- Il **permet de combler certaines carences**, notamment à des moments spécifiques de la vie : croissance, grossesse, ménopause, vieillesse… Utile aussi pour les sportifs ou les personnes qui ont besoin de stimuler leurs capacités intellectuelles (étudiants par exemple).
- Il est également **recommandé en cas d'ostéoporose**, pour ses apports en calcium et en vitamine D.
- Il contient des composants (rutine et bêta-sitostérol) qui ont une **action bénéfique en cas de problèmes de prostate**.

- Dans les cosmétiques maison, il **apporte douceur et vitalité aux peaux fragiles ou sensibles.**

Quelles contre-indications ?

Mis à part les rares cas de personnes allergiques au miel (voir p. 29), le pollen peut être consommé par tout le monde. C'est un produit naturel sans aucun effet secondaire ni aucune contre-indication. Il peut juste provoquer une légère diarrhée ou un léger mal de ventre. Dans ce cas, il suffit de diminuer un peu la dose. Il peut être pris sans problème par les femmes enceintes et les enfants.

Zoom sur... les allergies au pollen

Faut-il bannir le pollen sous forme de complément alimentaire si l'on est victime d'allergie respiratoire au pollen ? Pas du tout ! Il faut en effet distinguer les pollens anémophiles (transportés par le vent) et les pollens entomophiles (pollens récoltés par les abeilles). Si les premiers sont à l'origine d'allergies respiratoires, les seconds n'ont que des avantages sur la santé. Dans de très rares cas, l'absorption de pollen alimentaire peut provoquer une réaction allergique cutanée bénigne. Suspendez le traitement, et tout rentrera dans l'ordre.

Bien le choisir

- **Le pollen sec** (pelotes, poudre, gélules…) est le plus courant. Il s'achète chez les apiculteurs et les revendeurs, ainsi que dans les magasins bio et diététiques, et les pharmacies. Son avantage par rapport au pollen frais : il est plus facile à conserver. Attention tout de même à le stocker à l'abri de l'humidité.
- **Le pollen frais**, lui, se trouve au rayon surgelés de certains magasins bio. Normalement, il est décongelable et recongelable à volonté puisqu'il ne contient aucune flore bactérienne pathogène et très peu d'humidité. Mais ce n'est pas toujours le cas! Un pollen frais décongelé se conserve une dizaine de jours au réfrigérateur, dans un récipient ouvert. De manière générale, il est préférable au pollen sec car il contient davantage de vitamines, et son goût est beaucoup plus doux et sucré.
- Vous trouverez également **de nombreux produits** intégrant du pollen dans leur composition : miel, gelée royale, propolis… La teneur en pollen est très variable, vérifiez bien les étiquettes pour choisir un produit efficace.
- **Multifleurs ou monofloral?** Comme pour le miel, il existe des pollens issus de plusieurs

ou d'une seule variété de fleurs. Dans le cas des pollens monofloraux, chacun a des vertus santé particulières. Ainsi, le pollen de châtaignier est tout indiqué pour calmer le stress, la fatigue morale ou réguler le transit. Le pollen de saule, lui, est préconisé en cas de troubles de la vision et de la prostate. Le pollen de pavot protège le système nerveux, booste la mémoire…

La cure de pollen

Le pollen peut se prendre en cure d'attaque (pour un problème particulier) ou en cure d'entretien, tout au long de l'année.

- **En cure d'attaque** : 2 cuillères à soupe bombées de pelotes de pollen chaque matin pour un adulte ; 2 cuillères à café bombées pour un enfant de 10 ans (à adapter selon l'âge de l'enfant). Durée de la cure : 2 à 3 mois.
- **En cure d'entretien** : 1 cuillère à soupe bombée pour un adulte ; 1 cuillère à café bombée pour un enfant. Durée de la cure : 6 semaines, idéalement à chaque changement de saison (septembre/octobre, décembre/janvier, mars/avril, juin/juillet).

Pour les pollens sous forme d'extraits, référez-vous à la notice fournie car les concentrations peuvent différer. Dans tous les cas, n'hésitez pas à demander conseil à votre médecin ou pharmacien.

🍯 **Le conseil en +** : pour profiter au mieux des bienfaits du pollen en pelotes, il est conseillé de bien le mâcher. Vous pouvez aussi le diluer dans un jus d'oranges fraîchement pressées, un yaourt, du miel, des céréales… On peut également le mixer avec des fruits frais ou le « saupoudrer » sur les tartines. Pour une digestion plus facile, laissez-le se réhydrater toute une nuit dans un verre de jus de fruits, que vous boirez le lendemain matin. Si vous ne pouvez vraiment pas supporter son goût de foin bien particulier, prenez-le sous forme de gélules.

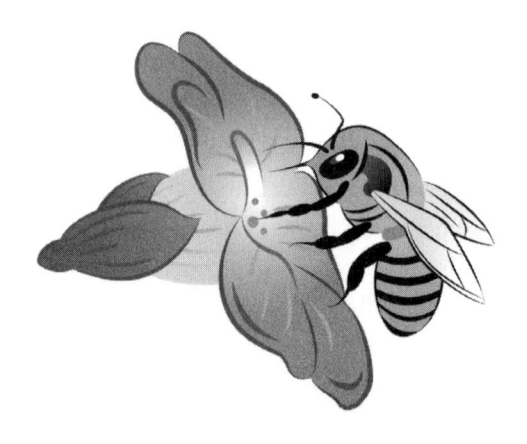

Les autres produits de la ruche

La gelée royale, le lait des abeilles

Dans la ruche, la gelée royale est, comme son nom l'indique, la nourriture d'exception : elle est réservée à la reine, qui en sera nourrie toute sa vie, ainsi qu'aux larves de moins de 3 jours. Cette substance blanchâtre, gélatineuse et très sucrée, semblable à du lait épais, est sécrétée par certaines glandes des jeunes abeilles nourricières. En temps normal, celles-ci ne produisent que la quantité nécessaire à la vie de la ruche. Mais les apiculteurs ont des techniques pour « tromper » les abeilles et les inciter à en produire plus, notamment en éliminant la reine et en introduisant plusieurs larves destinées à prendre sa succession.

Sa composition

Nourrie exclusivement à la gelée royale, une reine peut vivre jusqu'à 50 fois plus longtemps qu'une ouvrière, soit 5 à 6 ans, contre 45 jours pour une ouvrière. Et malgré son statut royal, elle ne se tourne pas les pattes, puisqu'elle pond toute sa vie à un rythme incroyable (2 000 à 3 000 œufs par jour). C'est dire la richesse nutritive de la nourriture qui lui est réservée !

• La gelée royale est très riche en nutriments, notamment en **protéines** (jusqu'à 20 %) et acides aminés. Elle contient d'ailleurs la totalité des 8 acides aminés vitaux que l'organisme ne peut synthétiser par lui-même.

• C'est l'aliment naturel le plus riche en **vitamine B5, souvent appelée la vitamine de l'énergie** : elle agit notamment sur le mauvais cholestérol. Elle contient également en grand nombre toutes les vitamines importantes : vitamine A, toutes celles du groupe B, vitamines C, D et E, H, K et PP. C'est aussi une bonne source de minéraux (fer, phosphore, cuivre…), d'oligo-éléments, d'acides gras…

Ses vertus

• Énergétique et nutritive, la gelée royale **renforce les défenses de l'organisme**, notamment face aux infections, à la fatigue et au froid. La cure de gelée royale est donc idéale avant l'hiver ou en cas de fatigue intense.

• C'est **un excellent stimulant intellectuel**, à recommander par exemple aux étudiants en période d'examens ou aux personnes âgées qui ont des problèmes de mémoire. En plus, elle permet de mieux lutter contre le stress et de diminuer l'émotivité.

• La gelée royale est **un vrai secret de beauté et de jeunesse**! Grâce à sa richesse en sucres et en protéines, elle hydrate la peau et la rend toute douce. Et grâce à sa richesse en vitamine B5 (composant du coenzyme A), elle agit sur la structure des cellules de la peau, et la croissance des cheveux et des ongles. Un autre de ses composants serait également capable de stimuler la production de collagène. Elle ralentit les effets du vieillissement de la peau et des phanères (cheveux et ongles), permet de rajeunir les traits, de redonner de l'éclat à la peau, d'atténuer les taches liées à l'âge… Et si c'était le secret de la beauté éternelle?

• Elle est aussi très appréciée des chanteurs car elle exerce **une action protectrice sur les cordes vocales.**

Quelles contre-indications?

La consommation de gelée royale est déconseillée aux personnes allergiques au miel (voir p. 29), au venin d'abeille et aux pollens d'astéracées (marguerite, pissenlit, camomille…). Attention également aux personnes souffrant d'asthme ou d'eczéma atopique. Mis à part ces cas particuliers, tout le monde peut suivre une cure de gelée royale. Elle n'a aucun effet secondaire.

Si vous voulez en donner à un bébé, parlez-en d'abord à votre pédiatre. De manière générale, en cas de doute, ou pour toute question, n'hésitez pas à demander conseil à votre médecin ou pharmacien.

Bien la choisir

On la trouve chez les apiculteurs, dans les pharmacies et les magasins de produits naturels.

• La gelée royale est vendue **sous forme fraîche**, en pot. Elle se conserve impérativement au frais, dans le bas du réfrigérateur. Plus elle a une odeur prononcée, plus elle est fraîche. C'est la forme idéale, celle que les reines absorbent, et celle qui permet le meilleur mode d'absorption (sublingual).

• Elle est également proposée **sous forme lyophilisée** : elle est séchée, réduite en poudre et encapsulée. Les dosages sont variables selon les fabricants. C'est la forme la plus pratique, car il est inutile de la conserver au frais et on peut la transporter facilement.

- Dans les magasins, on trouve également **du miel enrichi en gelée royale**, avec des proportions allant de 1 à 5 %. À savoir : pour profiter de tous les bienfaits de la gelée royale, il est toutefois conseillé de la consommer pure. Si vous êtes fan de miel et de gelée royale, achetez les deux séparément, et consommez-les séparément.
- De nombreux **compléments alimentaires** en intègrent dans leur composition, en association avec le miel, le pollen, la propolis… Vérifiez bien les dosages si vous voulez un produit efficace !

À noter

La gelée royale étant un produit très concentré, les doses quotidiennes sont de 0,5 g à 1 g. Pour vous faciliter la vie, il existe des systèmes de doseurs bien pratiques.

La cure de gelée royale

La gelée royale se prend généralement en cure de 4 à 6 semaines, à chaque changement de saison par exemple.

- **Sous forme fraîche** : faites fondre 0,5 g à 0,6 g de gelée fraîche sous la langue, de préférence le matin à jeun, avant le petit déjeuner. Il est préférable de la prendre pure. Mais si vous n'aimez pas son goût, vous pouvez aussi la consommer avec un peu de confiture, de jus de fruit, de yaourt, de fromage blanc, de miel…

- **Sous forme lyophilisée** : fiez-vous aux indications de la notice.
- **Pour les enfants**, divisez les doses (entre 2 et 6 selon l'âge et le poids). N'hésitez pas à demander conseil à votre pharmacien ou médecin.
- **En cas de besoin particulier** (fatigue intense, surmenage, perte d'appétit, examens…), doublez les doses, et poursuivez la cure jusqu'au rétablissement complet.

La propolis, le « garde du corps » de la ruche

La propolis est une résine végétale que les abeilles recueillent sur certaines plantes, notamment les conifères (pins, sapins, épicéas…) et les bourgeons d'arbres comme les peupliers, les bouleaux, les frênes, les chênes, les saules, les aulnes… Elle est rapportée à la ruche par l'ouvrière, qui la transporte dans ses pattes arrière, puis transformée par la maçonne qui la mélange avec de la cire et des sécrétions salivaires. Cette substance

Les autres produits de la ruche

sert à consolider et à vernisser les parois de la ruche, à la colmater en cas de fissures, à renforcer son étanchéité… Grâce à ses propriétés antiseptiques, elle permet également de créer une couche protectrice contre les microbes et les champignons, et un sas stérile et constamment ajustable à l'entrée de la ruche. D'où son nom de propolis, du grec *pro*, devant, et *polis,* cité. En clair, **c'est un rempart protecteur de la ruche**, et ce à plusieurs titres. Voilà pourquoi cet espace clos, chaud et humide qui devrait être un vrai bouillon de culture, est en réalité un lieu sain !

Cette substance est connue depuis des siècles. Dans l'Égypte Antique, on s'en servait pour l'embaumement des corps. D'ailleurs, les abeilles elles-mêmes en enduisent les insectes ou petits animaux qui s'introduisent dans la ruche et qu'elles tuent. Ainsi, elles évitent leur décomposition, qui serait susceptible de mettre en danger toute la vie de la ruche. Très tôt, on se sert aussi de la propolis pour soigner les blessures. Les Arabes l'utilisaient pour retirer les flèches, les Incas pour traiter les inflammations accompagnées de fièvre… Mais l'utilisation médicale de la propolis se développe vraiment à partir du XVIe siècle, sous l'impulsion d'Ambroise Paré, qui est le premier à la mentionner dans un texte français. Depuis le milieu du XXe siècle, de nombreuses recherches scientifiques ont été menées sur cette substance, dont les vertus sont parfois présentées comme supérieures à celles du miel.

Sa composition

- Elle est très riche en **flavonoïdes** : on en dénombre plus de soixante différents, dont la galangine, aux propriétés antibactériennes, la quercétine, à l'action antivirale… Ces puissants antioxydants aident à lutter contre les radicaux libres à l'origine de nombreuses maladies (cancer, diabète, maladies cardio-vasculaires…). Ils favorisent également l'absorption de la vitamine C.
- Elle contient également **des acides gras essentiels** (acides linoléiques), un très grand nombre d'acides aminés essentiels, des vitamines (provitamine A et certaines vitamines du groupe B, notamment), des minéraux et des oligo-éléments (magnésium, zinc, fer, silicium…).

Ses vertus

La propolis a des propriétés antibactériennes, antivirales et fongicides (contre les champignons), cicatrisantes et anti-inflammatoires. Ce qui explique ses différentes utilisations, en externe et en interne.

- Elle est considérée comme **un antibiotique naturel**. Elle a la propriété de renforcer les défenses naturelles de l'organisme, sans provoquer d'effets secondaires ou de résistance, contrairement aux antibiotiques classiques. On la conseille en cure à l'automne ou pour soigner les petits maux de l'hiver : angines, rhumes, maux de gorge…
- Son **efficacité a également été démontrée sur de nombreux germes pathogènes** : staphylocoque, salmonelle, *Candida albicans*…
- **Antiseptique, cicatrisante et légèrement anesthésiante**, elle est un excellent remède pour soigner et calmer tous les petits bobos : coupures, brûlures, coups de soleil, piqûres d'insectes…
- Grâce à sa richesse en antioxydants et en vitamine A, elle est également bénéfique pour les peaux matures car elle les aide à **lutter contre le vieillissement**. On l'intègre dans des cosmétiques maison.

> **Pour la petite histoire...**
>
> Une étude taïwanaise récente* avance que la propolis permet de réduire les effets néfastes de la chaleur sur les performances sportives des cyclistes, à savoir la diminution de l'endurance, la baisse du niveau de glutathion – une substance antioxydante – et l'augmentation de la production de superoxyde. Les chercheurs ont démontré que la propolis agit sur ces trois facteurs, et améliore la résistance à la chaleur grâce à son pouvoir antioxydant.

- Ses propriétés en font aussi un excellent **allié de l'hygiène bucco-dentaire** : mauvaise haleine, gingivite, aphtes, caries…
- Grâce à son efficacité contre les bactéries et les champignons, elle aide à la **conservation des produits cosmétiques maison**. Désinfectant naturel, elle peut s'intégrer dans des gels lavants aux propriétés assainissantes.

---

* Y.-J. Chen, A.-C. Huang, H.-H. Chang, H.-F. Liao, C.-M. Jiang, L.-Y. Lai, J.-T. Chan, Y.-Y. Chen, J. Chiang, "Caffeic Acid Phenethyl Ester, an Antioxidant from Propolis, Protects Peripheral Blood Mononuclear Cells of Competitive Cyclists against Hyperthermal Stress", *Journal of Food Science*, 2009.

Quelles contre-indications ?

Mis à part les rares cas d'allergies aux produits de la ruche (voir p. 29), la propolis peut être consommée par tout le monde.

Il existe toutefois de rares cas d'allergies en application cutanée. Pour le savoir, faites un test préalable en vous frottant le lobe de l'oreille avec un produit en contenant. Si vous ne ressentez aucune démangeaison dans les quelques minutes qui suivent, cela signifie que vous n'y êtes pas allergique.

La cure de propolis peut aussi provoquer de légères diarrhées : il suffit de diminuer les doses.

Il existe par ailleurs un risque d'allergie croisée en cas d'allergie au baume du tigre ou au peuplier baumier.

> **À noter**
>
> Un traitement à la propolis se révèle efficace tout de suite. Si vous ne constatez aucun résultat au bout de 2 à 3 semaines, interrompez le traitement.

Bien la choisir

- La propolis peut se présenter **sous forme de pâte à mâcher ou de tablettes.** Il faut la mastiquer pendant une trentaine de minutes, avant de la recracher. À privilégier pour les problèmes de caries, d'hygiène bucco-dentaire…
- On la trouve également **sous forme de poudre**, à diluer dans de l'eau. À utiliser pour traiter les infections respiratoires, améliorer les défenses immunitaires…
- **Sous forme d'extrait liquide** mélangé à l'alcool (aussi appelé teinture), elle s'utilise par voie interne ou en application directe sur la langue, la bouche, les gencives, les petits bobos, les abcès… Elle peut également être diluée dans l'eau pour faire des bains de bouche et des gargarismes. Il existe aussi des extraits aqueux ou huileux, sans alcool, qui peuvent être utilisés chez les enfants et dans le nez et les oreilles.
- On trouve également **divers produits** en intégrant dans leur composition : comprimés, gommes à mâcher, dentifrice, pommade, baume à lèvres, sirop, savon, spray buccal et nasal… Vérifiez bien la composition de ces produits : les concentrations en propolis sont très variables, et donc leur efficacité aussi !

- À découvrir également : **les diffuseurs de propolis**, qui purifient l'air ambiant en détruisant les microbes et autres particules nocives (fumée, acariens, poussières…). Voir aussi p. 138.

La cure de propolis

- **En cas d'infection respiratoire**, de rhume, d'angine, de problème bucco-dentaire… il est conseillé de mâcher 1 g de propolis, 1 à 3 fois par jour. La propolis peut également se prendre sous forme de poudre ou de gélules (3 g par jour). Le traitement dure généralement entre 1 à 3 semaines.
- **En cure préventive**, le dosage est le même. L'idéal est de faire 2 à 4 cures par an, au moment des changements de saison.

Pour les autres produits (liquides, sirops, sprays, teintures…), référez-vous à la notice ou demandez conseil à votre médecin ou pharmacien car les concentrations sont très variables.

Et aussi...

La cire d'abeille

Au sein de la ruche, la cire sécrétée par les abeilles sert à la fabrication des rayons à miel. Les industriels l'utilisent dans l'élaboration de certains cosmétiques (crèmes, baumes, rouges à lèvres…) mais aussi des médicaments, des bougies, des produits ménagers… Elle est également employée comme additif alimentaire, notamment dans les glaçages.

Le venin d'abeille

Au IVe siècle av. J.-C., Hippocrate faisait déjà du venin des abeilles le remède idéal contre l'arthrite et les problèmes d'articulations. C'est pour ces indications-là qu'on l'emploie toujours aujourd'hui : rhumatismes, arthrite, tendinites mais aussi sclérose en plaques et bien d'autres encore. En Chine, par exemple, on associe injections de venin et acupuncture pour traiter l'épilepsie ou les troubles arthritiques. Le venin est administré soit à l'aide de seringues soit directement par des piqûres d'abeilles. Il existe aussi différentes préparations à base de venin : crèmes, lotions, comprimés... Des recherches récentes ont démontré que l'efficacité du venin était liée à la présence d'agents anti-inflammatoires. Mais attention, les cas d'allergies ne sont pas rares : jusqu'à 5 % de la population. En France, cette thérapie est encore assez peu répandue.

L'hydromel

Ce mélange fermenté d'eau et de miel est l'une des boissons alcoolisées les plus anciennes. Ses origines remonteraient à plus de 5 500 ans ! Selon la mythologie grecque, les dieux ne buvaient que cela.

Le vinaigre de miel

Il est fabriqué à partir de miel et d'eau ou d'hydromel. On s'en sert en cuisine pour les marinades, le déglaçage des viandes, la préparation de vinaigrettes sucrées-salées...

PARTIE 2

Applications pratiques

CHAPITRE I

Ses utilisations santé

Le miel peut s'utiliser de différentes manières, et pour traiter différents troubles. Avalé pur ou dilué, il donne de l'énergie ; appliqué directement sur une brûlure, il calme et désinfecte ; en gargarismes, il apaise les gorges irritées... Découvrez ses mille et une applications santé.

De manière générale, pour toutes les applications qui suivent, on préférera le miel estampillé bio.

Aphte

Les aphtes ont de multiples causes : alimentation, stress, fatigue, brossage des dents trop violent… Pour éviter leur apparition, et leur infection, une bonne hygiène buccale est indispensable. Pour soulager la douleur, qui peut parfois être gênante, et pour accélérer la guérison, misez sur le miel, aux vertus désinfectantes et cicatrisantes. Attention toutefois : n'oubliez pas que le miel est composé avant tout de sucre, et que le sucre est mauvais pour les dents s'il « macère » trop longtemps dans la bouche. Pensez donc à bien vous brosser les dents après toute application ! Pour cette indication, **préférez le miel de lavande**.

L'ordonnance naturelle

Déposez un peu de miel sur l'aphte (et résistez à la tentation de l'avaler !). Renouvelez cette opération autant que nécessaire.

Vous pouvez aussi préparer une solution avec 1 cuillère à soupe de miel + le jus de 1 citron dilués dans ½ verre d'eau. À l'aide d'un Coton-Tige, tamponnez-en vos aphtes plusieurs fois par jour.

Pensez aussi à... la propolis

Antiseptique, cicatrisante et légèrement anesthésiante, la propolis apporte également un réel soulagement en cas d'aphte. On peut l'utiliser de plusieurs manières :

• 2 fois par jour, badigeonnez vos aphtes avec un peu de propolis liquide, à l'aide d'un Coton-Tige.

• Autre solution efficace : placer sur l'aphte un petit morceau de propolis pure préalablement malaxé entre vos doigts. Maintenez-le en place pendant plusieurs heures. Pratique uniquement si l'aphte est situé entre la gencive et la joue ou la lèvre, sinon difficile de le faire tenir.

• Vous pouvez également utiliser un spray buccal à pulvériser, mâcher de la propolis en tablettes (à raison de 1 à 3 g par jour) ou faire régulièrement des bains de bouche avec une solution à la propolis.

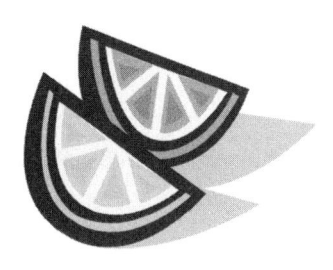

Brûlure, coupure, plaie légère

Nos grands-mères avaient raison : rien de tel que le miel pour soigner les brûlures ! Diverses études scientifiques ont en effet récemment démontré les **pouvoirs émollients et cicatrisants extraordinaires du miel**. La cicatrisation et donc la guérison des brûlures et autres plaies superficielles sont plus rapides qu'avec un pansement classique. Dans certains hôpitaux, on l'utilise même à plus grande échelle (voir p. 30). Une technique dont on peut s'inspirer au quotidien pour les petits bobos comme les brûlures légères, les coupures peu profondes, les égratignures, les éraflures…

L'ordonnance naturelle

En cas de brûlure, passez la zone sous l'eau froide pendant plusieurs minutes. Séchez puis appliquez un peu de miel de lavande, de thym ou de manuka en massant légèrement avant de poser une compresse stérile ou un pansement. La quantité de miel utilisée dépend de l'étendue de la blessure. À renouveler tous les jours jusqu'à guérison complète.

Ses utilisations santé

🍂 **Le conseil en +** : si la brûlure est étendue, très douloureuse, fait des cloques, touche des zones sensibles comme le visage ou les mains, ou concerne des enfants, il faut absolument demander conseil à un médecin.

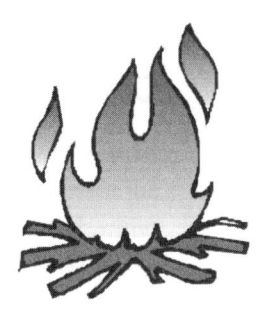

En cas de coupure, d'égratignure… attendez que le saignement s'arrête et appliquez une petite couche de miel de lavande, de thym ou de manuka. Recouvrez d'un pansement ou d'une compresse. À renouveler tous les jours jusqu'à guérison complète.

Pensez aussi à… la propolis

Sur les plaies légères ou les brûlures, vous pouvez également utiliser une pommade à la propolis, en suivant les recommandations de la notice. Antiseptique et anti-inflammatoire, elle favorise la cicatrisation. Une étude menée aux États-Unis en 2002 a même démontré que ces crèmes étaient plus efficaces que celles à la sulfadiazine d'argent (médicament classique pour le traitement des brûlures).

Caries, gingivite, mal de dents

Le miel a-t-il un effet néfaste sur les dents? Ou au contraire les protège-t-il des caries? Sur ce point, le débat est ouvert. En effet, selon certains professionnels de santé, le miel exerce une action antimicrobienne permettant de **lutter contre les bactéries à l'origine de la gingivite ou de l'apparition des caries.** Des études ont même montré que certains miels, comme celui de manuka, particulièrement riche en agents antimicrobiens, permettent de lutter contre la plaque dentaire et les gingivites. D'autres affirment que le fructose et le glucose qui composent le miel sont presque aussi cariogènes que le saccharose du sucre blanc. Conclusion : si la consommation de miel par les enfants est préférable à celle de bonbons, les recommandations s'arrêtent là. On ne vous conseillera pas de faire des bains de bouche au miel sous prétexte de lutter contre les caries! Surtout quand on sait qu'un autre produit de la ruche – en l'occurrence la propolis – est une solution efficace et sans effet indésirable.

> **Pensez aussi à... la propolis**
>
> Pour prévenir les caries et les gingivites, une bonne hygiène buccale est indispensable. Pour cela, misez sur les dentifrices à base de propolis.
>
> Les bains de bouche à la propolis se révèlent également efficaces pour soulager les inflammations et lutter contre divers agents pathogènes susceptibles d'infecter la cavité buccale.
>
> Vous avez une douleur lancinante au niveau d'une dent ? Pour la soulager avant votre rendez-vous chez le dentiste, placez dessus un petit morceau de propolis que vous aurez légèrement malaxé. Renouvelez en cas de besoin.

Cholestérol, problèmes cardio-vasculaires

Grâce à sa richesse en antioxydants, le miel exerce une **action protectrice sur le cœur** en empêchant la formation du mauvais cholestérol. Une étude menée en 2004 à l'université de Californie a montré que la consommation régulière de miel augmentait le taux de polyphénols dans le sang. Ces antioxydants, que l'on trouve également dans les fruits et légumes, le chocolat ou le vin rouge, contribuent à la réduction des risques cardio-vasculaires.

L'ordonnance naturelle

Remplacez de manière systématique le sucre par du miel dans votre alimentation quotidienne. À savoir : plus un miel est foncé, plus il est riche en antioxydants. On privilégiera donc le miel de sarrasin, mais aussi de romarin et de thym.

Ce réflexe doit s'accompagner d'une alimentation riche en fruits, légumes et fibres et limitée en acides gras saturés.

Conjonctivite

La conjonctivite est une inflammation de la conjonctive, la fine membrane qui recouvre le blanc de l'œil et le dessous des paupières. Elle a des origines diverses : bactérienne, virale, allergique ou toxique. Le miel se montre utile car il **calme les irritations et les rougeurs**. Dans certains pays d'Amérique Latine, on en verse quelques gouttes directement dans l'œil mais il est plutôt conseillé de l'utiliser dilué à l'aide de compresses.

L'ordonnance naturelle

Faites fondre 2 cuillères à soupe de miel d'acacia dans un bol d'eau chaude. Laissez refroidir quelques instants, puis appliquez sur les yeux à l'aide de compresses. Laissez poser quelques minutes. Renouvelez l'application tous les jours jusqu'à disparition des symptômes. Vous pouvez compléter cette opération en nettoyant vos yeux plusieurs fois par jour avec une eau de bleuet ou de rose.

♦ **Le conseil en +** : si le trouble persiste, demandez conseil à un médecin ou un pharmacien, qui pourra vous prescrire un collyre adapté.

Constipation

Le miel a des vertus légèrement laxatives, et permet de lutter contre la constipation chronique ou occasionnelle. Il agit positivement sur la flore intestinale et combat les fermentations dans les intestins. Pour cette indication, **choisissez le miel d'acacia, de bourdaine, de romarin ou de montagne**. Vous pouvez également en donner aux enfants, souvent sujets à ce type de troubles.

L'ordonnance naturelle

Diluez 1 cuillère à soupe de miel dans un grand verre d'eau tiède. À boire le matin à jeun jusqu'à disparition des troubles.

Pensez également à remplacer de manière systématique le sucre blanc par du miel.

Pensez aussi au... pollen

En cas de constipation chronique, le pollen est un excellent remède ! Il n'a pas d'effet laxatif mais il agit sur la régulation du transit, c'est pourquoi il est également indiqué en cas de diarrhées. Avalez 1 cuillère à soupe bien bombée de pollen, diluée dans un grand verre d'eau ou de jus de fruits. Une cure à poursuivre plusieurs semaines, en diminuant progressivement la dose en fonction de l'amélioration de votre état.

Coup de soleil

Vous avez abusé du soleil et votre peau vous le fait savoir ? N'attendez pas et sortez votre pot de miel. C'est tout aussi efficace, voire plus qu'une crème ! En un seul geste, **le miel hydrate, cicatrise et apaise.**

L'ordonnance naturelle

Appliquez le miel en couche en massant légèrement et laissez sécher. Optez pour les miels de lavande ou de manuka.

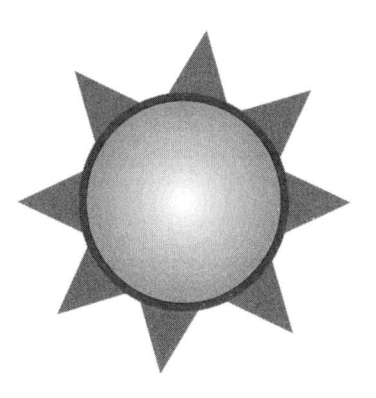

Crampes, courbatures

Vous souffrez régulièrement de crampes nocturnes douloureuses? Elles sont le plus souvent dues à une carence en minéraux, notamment potassium et magnésium. La solution : **boire beaucoup** (de préférence une eau minérale riche en magnésium), **masser les muscles concernés et… manger du miel.** C'est le remède préféré des sportifs! Idem pour les contractures et autres courbatures.

L'ordonnance naturelle

Consommez jusqu'à 3 cuillères à soupe de miel chaque jour, sous la forme que vous voulez, à la place du sucre. Privilégiez les miels de châtaignier, d'aubépine…

Dans un grand verre d'eau, ajoutez le jus de ½ citron et 1 cuillère à soupe de miel. À boire 2 à 3 fois par jour, entre les repas.

Crise de foie, insuffisance hépatique

Quand le foie ne sécrète pas assez de bile, ou que la vésicule biliaire l'évacue mal, la digestion ne se fait pas bien… et c'est ce que l'on appelle communément la « crise de foie ». Dans ces cas-là, il est essentiel d'éviter les aliments gras et de privilégier certains fruits et légumes : carotte, concombre, salade, artichaut, betterave, tomate, citron, orange, pomme, raisin… Misez aussi sur le miel, et plus précisément le **miel de romarin**, excellent stimulant des fonctions hépatiques.

L'ordonnance naturelle

Diluez le jus de ½ citron et 1 cuillère à soupe de miel de romarin dans un grand verre d'eau. À boire 2 fois par jour entre les repas.

Cystite chronique

Les cystites se caractérisent par une inflammation des voies urinaires due, le plus souvent, à des germes comme l'*Escherichia coli*. Elles se manifestent sous forme de crises douloureuses et récidivantes. Le traitement antibiotique n'est pas toujours efficace. Le miel, grâce à ses vertus diurétiques et antiseptiques des voies urinaires, se révèle d'une aide précieuse, en complément d'un traitement médical et de règles d'hygiène intime. **Les miels de bruyère, de châtaignier ou de sapin sont particulièrement indiqués.**

L'ordonnance naturelle

Buvez un verre d'eau additionné de 1 cuillère à café de miel de bruyère. À renouveler plusieurs fois par jour. En cas de cystite, il est nécessaire de boire beaucoup d'eau plate, faiblement minéralisée, tout au long de la journée.

> **Pensez aussi à... la propolis**
>
> Des études ont montré que la prise régulière de propolis diminue la fréquence des crises. Elle a la capacité de se fixer sur la bactérie à l'origine de ces troubles, pour l'éliminer de manière naturelle. Prenez-la en cure (voir p. 69), en complément de votre traitement médical. N'hésitez pas à en parler à votre médecin.

Diarrhée

Si le miel est recommandé dans les cas de constipation, il l'est également dans les cas de diarrhée, notamment chez les enfants. Il joue un double rôle : il a la **capacité de détruire les bactéries intestinales à l'origine du trouble**, mais il permet également de **reconstituer rapidement les réserves de l'organisme en minéraux**. Des chercheurs sud-africains ont constaté que lorsqu'ils administraient une solution à base de miel à des enfants atteints de diarrhée due à une infection bactérienne, les patients se rétablissaient 2 fois plus vite que ceux à qui l'on administrait une solution au glucose, traitement classique dans ce cas.

L'ordonnance naturelle

Diluez 1 cuillère à soupe de miel (1 cuillère à café pour les enfants) dans un verre d'eau plate à température ambiante. À renouveler 2 à 3 fois par jour. Privilégiez les miels d'acacia, de bruyère, de thym et de manuka.

> **Pensez aussi au... pollen**
>
> Comme le miel, le pollen a également la propriété de réguler le transit intestinal, aussi bien en cas de constipation qu'en cas de diarrhée. La solution : une cure à poursuivre quelques semaines pour « remettre les choses en ordre ».

Digestion difficile

Le miel est réputé pour faciliter la digestion des aliments. De plus, il se digère lui-même facilement et rapidement, sans intervention des organes digestifs, car il est riche en glucose. Certaines variétés sont particulièrement indiquées : **romarin, thym, citronnier, mélisse**… Si vous êtes sujet à des problèmes de digestion, remplacez systématiquement le sucre blanc par du miel : vous verrez la différence. En cas d'indigestion ou de repas copieux, testez l'une des recettes suivantes.

L'ordonnance naturelle

Dans un verre d'eau tiède, ajoutez le jus de ½ citron + 1 cuillère à café de miel. À boire ½ heure avant le repas.

Version tisane : diluez 1 cuillère à café de cannelle en poudre + 2 cuillères à soupe de miel de romarin, de thym, de citronnier ou de mélisse dans une tasse d'eau chaude. À savourer le soir, après un repas copieux. Attention, l'eau ne doit pas être bouillante pour ne pas détruire les substances bienfaitrices du miel.

Eczéma, psoriasis

Grâce à ses propriétés adoucissantes, hydratantes, cicatrisantes et antibactériennes, **le miel permet de soulager, voire de guérir, les eczémas peu étendus.** Il est efficace, de manière générale, sur tous les autres problèmes de peaux, comme le psoriasis.

L'ordonnance naturelle

Au lieu d'investir dans une crème coûteuse, appliquez simplement un peu de miel sur vos lésions : le résultat est étonnant. Choisissez un miel de lavande de préférence.

> **Pensez aussi à… la propolis**
>
> En cas d'eczéma sec, vous pouvez préparer une huile hydratante avec 100 ml d'huile d'olive + 5 ml de propolis (2 ml pour les enfants). Appliquez ce mélange sur les zones touchées en massant légèrement. Vous trouverez également dans le commerce des crèmes et des savons à la propolis, spécialement formulés pour les peaux eczémateuses.

Extinction de voix, mal de gorge

Les cordes vocales sont sensibles. Rhume, coup de froid, effort prolongé, excès de tabac ou d'alcool, stress… et l'inflammation guette ! À la clé : enrouement voire perte totale de voix. Pour y remédier, rien de tel que les remèdes de grand-mère : rester au chaud et **manger du miel, de lavande de préférence**.

L'ordonnance naturelle

Le matin, avalez 1 cuillère à soupe de miel en le laissant descendre tout doucement dans la gorge.

Autre recette qui marche : diluez 1 cuillère à soupe de miel dans un petit verre d'eau tiède. À renouveler plusieurs fois par jour jusqu'à disparition des symptômes.

Mélangez 1 cuillère à soupe de miel + le jus de ½ citron dans un verre d'eau chaude. À boire le soir avant de dormir.

Essayez aussi les pastilles et autres bonbons au miel (sans en abuser car ils sont souvent très sucrés).

Pensez aussi à… la propolis

Depuis l'Antiquité, on l'utilise pour soigner les extinctions de voix. Misez sur les sprays buccaux à la propolis ou les gommes à mâcher, à avoir toujours sur vous si vous êtes sujet à ces petits maux. Vous pouvez également mâcher 1 g de propolis en morceaux (jusqu'à 3 g par jour).

Fatigue, manque d'énergie

Grâce à sa richesse en glucose et en fructose, des sucres facilement assimilables par l'organisme, le miel est énergisant. Dans l'Antiquité, les athlètes buvaient **de l'eau additionnée de miel pour récupérer après l'effort**. Un remède dont on peut toujours s'inspirer !

L'ordonnance naturelle

Faites du miel votre allié du matin, et ce pour toute la famille. Optez de préférence pour un miel de bruyère, de thym ou de garrigue. Chacun le consommera comme bon lui semble : à la cuillère, sur les tartines, dans les céréales, dans le lait chaud ou le thé, dans les yaourts… C'est parfait pour mettre en appétit les enfants qui n'ont pas faim au petit déjeuner ! De manière générale, prenez l'habitude de l'utiliser systématiquement à la place du sucre blanc dans vos yaourts, vos tisanes, en pâtisserie…

> **Pensez aussi à...**
> **la gelée royale et au pollen**
>
> Ces deux autres produits de la ruche sont également d'excellentes sources d'énergie qui agissent tant sur le plan physique que psychique. N'hésitez pas à en prendre en cure le matin (voir p. 55 et 61), en complément du miel.

Fatigue sexuelle, baisse de la libido

La baisse du désir est souvent liée à un état de stress ou de fatigue physique. En ce sens, le miel, à défaut d'être un véritable aphrodisiaque, est un excellent **tonifiant et stimulant**, parfois bien utile pour lutter contre les petites «pannes»!

> **Pour la petite histoire (1)...**
>
> On dit que, dans les temps anciens, les pharaons buvaient une boisson à base de miel et de propolis pendant le mois qui suivait leur mariage. De là vient cette coutume de Babylone, à l'origine de l'expression «lune de miel» : pendant le mois suivant les noces, le père de la mariée devait offrir à son gendre autant de bière à base de miel qu'il en demandait. Nul ne dit si c'était pour l'enivrer ou stimuler ses ardeurs...

> **Pour la petite histoire (2)...**
>
> Pourquoi le miel de jujubier sauvage, produit exclusivement au Yémen, est-il le plus cher du monde ? Parce qu'on lui prête des vertus aphrodisiaques ! En France, on le trouve à des prix avoisinant les 100 euros le kilo.

L'ordonnance naturelle

Le soir, offrez-vous une petite infusion aphrodisiaque (menthe, basilic, sarriette...), que vous sucrerez avec 1 cuillère à soupe de miel.

Pour stimuler la libido masculine, essayez aussi cette recette livrée par le professeur Yves Donadieu* et qui, selon lui, fait « merveille » : mélangez 4 à 5 jaunes d'œufs + 125 g de miel de romarin ou de trèfle. À consommer à volonté, à la petite cuillère ou étalé sur vos tartines du matin et à conserver dans un pot au réfrigérateur.

> **Pensez aussi à... la gelée royale**
>
> Ce concentré d'énergie a la propriété de stimuler l'érection masculine mais aussi la libido féminine, grâce à sa richesse en phytohormones. En cas de besoin, n'hésitez pas à faire une petite cure commune !

---

* Source : www.01sante.com

Gerçures, crevasses

Sur les lèvres, les mains, les pieds ou les seins chez les mamans qui allaitent, les gerçures peuvent être très douloureuses. Grâce à ses vertus cicatrisantes et adoucissantes, **le miel (de lavande de préférence) apporte un vrai soulagement**. À consommer sans modération.

L'ordonnance naturelle

Sur les lèvres : appliquez directement un peu de miel sur la gerçure, le soir au coucher. Voir aussi la recette du baume à lèvres au miel p. 118.

Sur la peau : mélangez 2 cuillères à soupe de miel + 1 cuillère à soupe d'huile d'amande douce et appliquez ce baume sur vos crevasses. Laissez poser au moins 30 minutes avant de rincer, si besoin. À renouveler jusqu'à guérison complète.

Sur les mamelons : appliquez une couche de miel ou utilisez le mélange précédent.

✵ **Le conseil en +** : attention aux allergies à l'huile d'amande douce. Dans ce cas, utilisez une huile de jojoba ou de germe de blé par exemple.

Gueule de bois

La consommation simultanée de miel et d'alcool permet d'éliminer plus rapidement ce dernier… et donc de diminuer, par la même occasion, les symptômes liés à cette intoxication, à savoir la fameuse gueule de bois. À défaut de vous faire une tisane au miel après une soirée bien arrosée, pensez à la cuillère de miel les lendemains de fête. C'est bon pour le foie et contre les maux de tête ! **Les miels à privilégier : lavande, tilleul, oranger, romarin…**

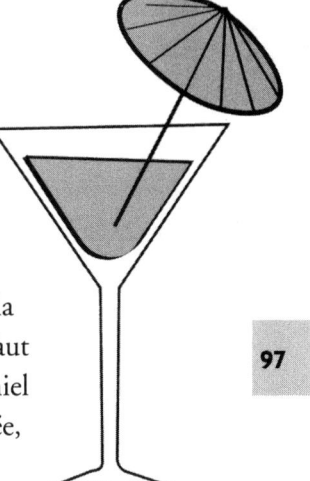

L'ordonnance naturelle

Avalez 1 ou 2 cuillères à soupe de miel le lendemain matin, à la cuillère ou sur vos tartines.

Insomnie, troubles du sommeil, nervosité

Le miel a des vertus calmantes, qu'il doit essentiellement aux plantes dont il est issu. Il favorise même le sommeil. **Les miels à privilégier : aubépine, tilleul, lavande, oranger…**

L'ordonnance naturelle

Diluez 1 cuillère à soupe de miel dans un verre de lait chaud. À boire avant le coucher (sans oublier de vous brosser les dents après !).

Préparez-vous une infusion de camomille, fleurs d'oranger, tilleul… que vous sucrerez avec 1 cuillère à soupe de miel.

Offrez-vous un bain relaxant : mélangez 3 gouttes d'huile essentielle de lavande dans 3 cuillères à soupe de miel, ajoutez dans l'eau du bain (35 °C maxi), et restez-y une vingtaine de minutes. Ne vous rincez pas.

> **Du miel dans le biberon du soir?**
>
> Pour les bébés qui peuvent avoir du mal à s'endormir, on conseille parfois aux mamans d'ajouter 1 cuillère de miel dans le biberon de lait du soir. Mauvaise idée : cela ne fait que l'habituer au goût du sucre. Pire, la consommation de sucre avant le coucher est dévastatrice sur la dentition! Sans compter les risques de botulisme chez les enfants de moins de 12 mois (voir p. 28).

Mal de tête, migraine

Grâce à ses vertus calmantes, le miel peut soulager les migraines et les maux de tête. **Choisissez un miel de lavande, de tilleul ou d'oranger.**

L'ordonnance naturelle

En cas de migraine, diluez 1 cuillère à café de miel dans ½ verre d'eau chaude et buvez. À renouveler autant que nécessaire.

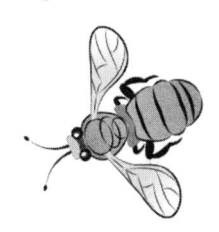

Ostéoporose

Riche en sels minéraux, le miel a par ailleurs la **capacité de favoriser la fixation de ces mêmes sels minéraux.** C'est pourquoi on le recommande aux personnes souffrant d'ostéoporose, maladie qui se manifeste par une déminéralisation osseuse progressive intervenant généralement après 50 ans.

L'ordonnance naturelle

Remplacez systématiquement le sucre blanc par du miel, dans vos produits laitiers, boissons chaudes, en pâtisserie… Privilégiez les miels de bruyère, de châtaignier, de sapin et de sarrasin.

Pensez aussi au… pollen

Riche en calcium facilement assimilable, le pollen contient également deux autres minéraux indispensables à son assimilation : le potassium et le magnésium. Il est donc tout indiqué en cures régulières (une par trimestre), dès le début de la ménopause (voir p. 52).

Mauvaise haleine

Elle peut avoir des origines diverses : sécheresse buccale, traitement médicamenteux, problèmes de dents… Résultat : les bactéries prolifèrent! Grâce à ses propriétés antiseptiques et antibactériennes, le miel est votre allié dans la lutte contre la mauvaise haleine. Lequel choisir? Si tous contiennent un antiseptique reconnu, **le miel de manuka se distingue par ses propriétés spécifiques.** On trouve d'ailleurs aujourd'hui des dentifrices au miel de manuka et propolis, notamment en Australie.

L'ordonnance naturelle

Une recette de grand-mère à tester : faites un bain de bouche avec 1 cuillère à soupe de miel diluée dans un grand verre d'eau, au coucher et au lever. N'oubliez pas de vous laver les dents ensuite!

En Amérique du Sud, on fait aussi des gargarismes avec 1 cuillère à café de miel + 1 cuillère à café de cannelle diluées dans un verre d'eau tiède.

> ### Pensez aussi à... la propolis
>
> Ses propriétés antiseptiques font de la propolis un excellent produit pour rafraîchir durablement votre haleine. Utilisez par exemple un dentifrice à la propolis, ou mâchez comme un chewing-gum, 2 à 3 fois par jour, de la propolis en morceaux.
>
> Vous pouvez également faire des bains de bouche : diluez 8 gouttes d'extrait de propolis + 8 gouttes d'huile essentielle de menthe poivrée dans 50 ml d'hydrolat de menthe poivrée. À utiliser en gargarismes 1 à 2 fois par semaine. Il existe aussi dans le commerce des bains de bouche tout prêts.

Perte d'appétit

Le miel a la propriété d'ouvrir l'appétit, ce qui peut se révéler utile pour les personnes qui en manquent. De plus, grâce à sa richesse en nutriments, il fournit une bonne dose d'énergie et permet de combler les carences, très courantes dans ce genre de pathologies. À conseiller notamment aux enfants et aux personnes âgées qui ont perdu le goût de manger. **Optez pour les miels de bourdaine ou de sarrasin.**

L'ordonnance naturelle

Le matin au petit déjeuner, avalez 1 cuillère à soupe de miel pur ou dilué dans une boisson chaude ou froide, un yaourt, etc. À renouveler plusieurs fois dans la journée, au goûter par exemple.

> **Pensez aussi à...**
> **la gelée royale et au pollen**
>
> En complément, vous pouvez faire une cure de 1 mois de gelée royale (voir p. 61). Ou opter pour une cure de 3 mois de pollen, à raison de 1 cuillère à soupe de pelotes à diluer dans un grand verre de jus d'orange frais.

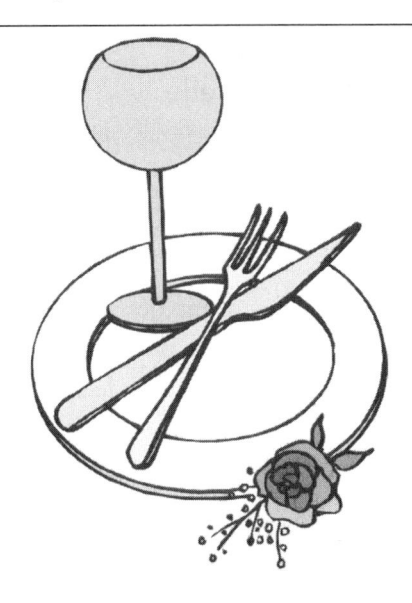

Pipi au lit, incontinence

Phénomène fréquent chez les enfants, l'énurésie est le plus souvent liée à des problèmes d'ordre psychologique. On la considère comme problématique si elle se poursuit au-delà de l'âge de 3 ans. Si la solution miracle n'existe pas, le miel (mais aussi d'autres produits de la ruche) peut en revanche apporter une aide précieuse, et accélérer la disparition de ce problème. La raison : **le miel retiendrait l'eau sans demander un surplus de travail aux reins**. Combiné à son action sédative, il assurerait aux enfants des nuits paisibles. Pour les mêmes raisons, il est également conseillé dans les cas d'incontinence.

L'ordonnance naturelle

Le soir avant le coucher (et le brossage des dents), donnez à votre enfant 1 cuillère à café de miel d'acacia, pur ou dilué dans un verre de lait tiède.

Pour les adultes ayant des problèmes d'incontinence, augmentez la dose à 1 à 2 cuillères à soupe, à prendre le matin ou le soir.

> **Pensez aussi au...**
> **pollen et à la gelée royale***
>
> Faites suivre à votre enfant une cure de pollen en pelotes délayées dans un verre de jus d'oranges fraîchement pressées ou de lait sucré au miel. Comptez 2 cuillères à café pour un enfant de 3 à 5 ans, 1 cuillère à soupe pour un enfant de 6 à 12 ans. Cette cure peut être poursuivie pendant plusieurs semaines.
>
> Autre solution : donnez à votre enfant de la poudre de gelée royale lyophilisée, à raison de 65 mg le matin à jeun et 65 mg ½ heure avant le déjeuner. À prendre en cure de 6 semaines par trimestre.

Piqûre d'insecte

Le miel permet de calmer les démangeaisons dues aux piqûres de moustiques ou autres petits insectes.

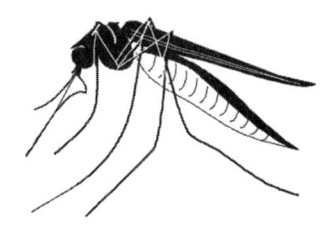

---

* Source : La pharmacie naturelle du Dr Donadieu, sur le site www.01sante.com

L'ordonnance naturelle

Appliquez un peu de miel de lavande ou de manuka sur vos piqûres en massant légèrement. Renouvelez si nécessaire.

> **Pensez aussi à... la propolis**
>
> Grâce à son action légèrement anesthésiante, elle calme les démangeaisons. Utilisez un produit à base de propolis (crème, spray, huile...). Vous pouvez également appliquer directement sur la piqûre 1 goutte de teinture mère de propolis.

Problèmes de circulation

Certains miels, comme ceux de **châtaignier** ou de **manuka**, sont reconnus pour **améliorer la circulation sanguine**. À conseiller donc aux personnes souffrant d'insuffisance veineuse, de problèmes de jambes lourdes.

L'ordonnance naturelle

Consommez 1 à 3 cuillères à soupe de miel de châtaignier ou de manuka par jour, sous la forme que vous désirez : à la place du sucre dans votre thé ou vos yaourts, sur vos tartines, etc.

Rhume, grippe, refroidissement

Gorge qui pique, nez qui coule… dès les premiers signes d'un refroidissement, sortez votre pot de miel. Souvent aussi efficace que les médicaments, il lutte contre les virus et bactéries à l'origine de l'infection, réduit les symptômes du rhume et accélère la guérison. **Optez pour un miel de sapin, de thym, d'eucalyptus, de forêt, de manuka…**

L'ordonnance naturelle

Au quotidien, 1 cuillère à soupe de miel le matin permet de lutter contre la fatigue et d'adoucir la gorge.

Préparez une tisane avec 1 cuillère à soupe de miel + le jus de 1 citron + de l'eau chaude selon vos goûts, et sirotez. Pour les enfants : ajoutez 1 cuillère à soupe de miel dans leur verre de lait chaud. Pour les adultes : préparez-vous un grog! La recette : un bol d'eau bouillante + 1 cuillère à soupe de rhum + le jus de ½ citron + 1 grosse cuillère à soupe de miel. À boire bien chaud avant d'aller vous coucher.

> ### Pensez aussi à... la propolis
>
> Véritable antibiotique naturel, la propolis lutte efficacement contre les microbes et les bactéries, notamment ceux à l'origine du rhume. Le tout sans accoutumance et sans effets indésirables, contrairement aux antibiotiques classiques ! Voilà pourquoi elle a toute sa place dans la pharmacie familiale. Elle peut s'utiliser en traitement et en prévention. Dès le début d'un rhume, mâchez de la propolis en tablettes, à raison de 1 à 3 doses de 1 g par jour.
>
> • À l'approche de l'hiver, pour stimuler les défenses immunitaires, n'hésitez pas à la prendre en cure préventive (voir p. 69).
>
> • Autre solution : versez quelques gouttes de teinture mère de propolis sur un mouchoir et respirez !
>
> • Enfin, pour assainir l'air ambiant, le diffuseur de propolis se révèle particulièrement efficace notamment chez les personnes sujettes à des épisodes récurrents de bronchites ou rhinites.

Rhume des foins, allergies saisonnières

À chaque printemps, c'est la même histoire : vous avez les yeux qui pleurent, le nez qui coule et vous éternuez sans cesse ? Pas de doute, vous êtes victime de rhinite allergique, due aux pollens. Dès les premiers signes, réagissez !

L'ordonnance naturelle

Avalez 1 cuillère à soupe de miel de romarin 3 fois par jour jusqu'à disparition des symptômes. Mieux encore : choisissez un miel de votre région, produit dans votre environnement le plus immédiat. Les particules de pollen qu'il contient agiront comme un traitement de désensibilisation…

En prévention, 3 mois avant la saison des pollens, il est conseillé de consommer du miel en rayon 3 fois par jour. À mastiquer lentement comme un chewing-gum avant de recracher.

Pensez aussi au... pollen et à la propolis

Curieusement, la consommation de pollen en complément alimentaire peut permettre de lutter contre les allergies au pollen ! Une sorte de traitement de désensibilisation totalement naturel. Le pollen a pour effet de renforcer le système immunitaire, et permet donc à l'organisme de mieux lutter contre les réactions allergiques provoquées par les pollens respirés. Il faut savoir que les particules de pollen que l'on consomme sont totalement différentes de celles qui flottent dans l'air : plus collantes, plus lourdes, les pelotes de pollen, mêlées à des sécrétions digestives, sont débarrassées de leurs principes allergisants. Comme pour le miel, choisissez de préférence un pollen de votre région.

Quant à la propolis, elle est également efficace dans les cas d'allergies. Elle peut être prise en cure de 6 semaines tous les trimestres, à raison de 1 g par jour.

Sinusite

Cette infection des sinus peut être d'origine virale, bactérienne ou allergique. En cas de sinusite chronique ou en complément d'un traitement médical, le miel se révèle efficace pour **accélérer la guérison.**

L'ordonnance naturelle

Prenez un morceau de miel en rayons et mastiquez-le lentement, comme un chewing-gum, pendant une quinzaine de minutes, avant de le recracher. À renouveler 3 ou 4 fois par jour.

> ### Pensez aussi à... la propolis
>
> En complément, vous pouvez utiliser un spray nasal à la propolis.
>
> Autre solution : inhalez directement une bonne pincée de propolis en poudre, après avoir nettoyé vos narines avec une solution à l'eau de mer.

Toux

Contre la toux, votre meilleure arme c'est le miel. Son efficacité est même prouvée scientifiquement. D'après une étude américaine menée sur des enfants et des adolescents*, elle serait supérieure à celle de nombreux sirops contre la toux. Le miel a en effet une action à la fois antimicrobienne (pour accélérer la guérison), adoucissante (pour apaiser la gorge) et calmante (pour favoriser le sommeil). **Préférez les miels de sapin, eucalyptus ou lavande** et n'utilisez cela qu'à partir de 18 mois-2 ans.

L'ordonnance naturelle

Laissez fondre lentement 1 à 2 cuillères à café de miel sur la langue (½ cuillère à café pour les enfants de 2 à 5 ans). À renouveler autant de fois que nécessaire.

Diluez 1 cuillère à soupe de miel dans un verre de lait chaud. À prendre 3 fois par jour (au petit déjeuner, au goûter et avant le coucher).

---

* "Effect of Honey, Dextromethorphan, and no treatment on Nocturnal Cough and Sleep Quality for Coughing Children and Their Parents", I. M. Paul, J. Beiler, A. McMonagle, M. L. Shaffer, L. Duda, C. M. Berlin Jr., *Archives of Pediatrics and Adolescent Medicine*, 2007.

Ses utilisations santé

L'association miel-citron est également efficace : diluez 1 cuillère à soupe de miel + le jus de ½ citron dans un verre d'eau chaude. À boire 2 fois par jour entre les repas.

Vous pouvez également préparer votre propre sirop contre la toux : faites infuser 3 branches de thym dans 25 cl d'eau bouillante, pendant ¼ heure. Filtrez puis ajoutez 4 cuillères à soupe de miel de thym + le jus de 1 citron. Faites réduire à feu doux : la consistance doit devenir légèrement sirupeuse. Versez dans une bouteille, et consommez-en 3 à 4 cuillères à soupe par jour.

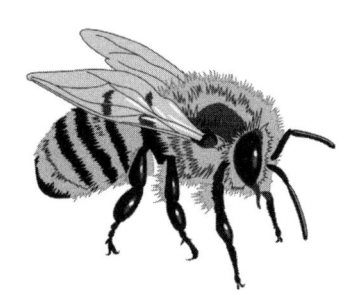

CHAPITRE 2

Ses applications beauté

Depuis des millénaires, le miel est considéré comme un secret de beauté. Il faut dire que ses atouts sont nombreux! Il convient à tous les types de peaux, qu'il nourrit et adoucit. Mais pas seulement : c'est un excellent remède naturel pour les cheveux, notamment fragiles, auxquels il rend toute sa souplesse et sa brillance. Il s'utilise pur, en application sur la peau ou les lèvres pour un soin express, ou dans la fabrication de cosmétiques maison. Ses avantages : il est facile à manipuler, à mélanger avec d'autres ingrédients et à conserver. C'est donc un ingrédient de choix pour se concocter des crèmes et des baumes hydratants. On choisira de préférence un miel bio, liquide ou légèrement crémeux, clair et peu odorant.

> ### La cire d'abeille, un incontournable pour les cosmétiques maison
>
> Tous les adeptes des cosmétiques faits maison connaissent la cire d'abeille : c'est en effet un ingrédient indispensable à plus d'un titre. Elle sert à épaissir et stabiliser les émulsions, les baumes et les crèmes, en leur donnant de l'onctuosité et de la douceur. Grâce à ses propriétés filmogènes, elle a aussi une action protectrice et antidéshydratation. Elle fond facilement au bain-marie et s'incorpore à toutes sortes d'huiles végétales. Ses avantages par rapport aux autres cires d'origine végétale (cire de riz, de carnuba...) ? Elle est idéale à la fois pour les textures épaisses, type stick pour les lèvres, et plus liquides comme les crèmes et les laits. Elle sert aussi à la fabrication de cold-cream ou cérats (mélanges d'huile et de cire).
>
> **Laquelle choisir ?**
>
> La cire d'abeille se vend sous forme de plaquettes ou de microbilles. Elle existe en deux couleurs : jaune (*cera flava*) et blanche (*cera alba*). La différence entre les deux : la première est brute, la seconde a été filtrée puis blanchie, naturellement ou chimiquement. Préférez la cire jaune : vous aurez la garantie qu'elle ne contient pas de résidus de produits chimiques.

Exemple de recette avec de la cire d'abeille : lait démaquillant à la rose

Au bain-marie, faites fondre 2 cuillères à café de cire d'abeille en granulés + 100 ml d'huile d'amande douce en mélangeant de temps en temps. Une fois que la préparation est homogène, retirez du feu et incorporez 60 ml d'eau de rose, 2 cuillères à café de glycérine et 20 gouttes d'extrait de pépins de pamplemousse (pour la conservation). Mélangez bien avec un petit fouet puis versez dans un flacon.

À noter

Dans les cosmétiques maison, on peut également utiliser du miel en poudre. C'est pratique et facile à doser. On en trouve sur les sites spécialisés dans les ingrédients destinés à la fabrication de cosmétiques. Idem pour la poudre de gelée royale.

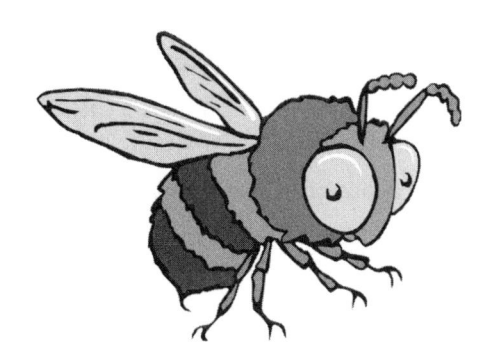

Pour le visage

Baume à lèvres

Les lèvres sont une zone fragile : elles ont besoin d'être hydratées, surtout en hiver, pour éviter irritations et gerçures. **Le miel les nourrit et les protège du froid.** De plus, grâce à ses propriétés cicatrisantes, il les répare tout en douceur. En cas de lèvres fendues ou gercées, n'hésitez pas à appliquer une couche épaisse de miel directement sur votre bouche, et à laisser poser toute une nuit. Le matin, rincez-les à l'eau tiède. Au quotidien, vous pouvez utiliser un baume maison à base de miel, qui les laissera toutes douces et subtilement parfumées.

Baume au miel de tilleul*

Faites fondre au bain-marie, sur feu doux, 1 cuillère à café de beurre de karité + ½ cuillère à café de cire d'abeille + ½ cuillère à café de miel de tilleul + 2 gouttes de vitamine E naturelle. Mélangez délicatement et versez dans un petit

---

* Recette spécialement créée par Émilie Hébert, auteur du blog www.mamzelleemie.com

pot ou stick à lèvres. Placez le pot au congélateur 10 minutes. Ce baume se conserve 2 mois.

Crèmes (pour peaux sèches, sensibles et matures)

Hydratant, **nourrissant**, **protecteur**, le miel est un excellent produit pour les peaux sèches et fatiguées, ainsi que pour les peaux matures. Sous forme de baume, de crème ou de lotion, il convient aussi bien aux enfants qu'aux adultes.

> **Pensez aussi à… la gelée royale !**
>
> Si vous avez la peau vraiment sèche ou fatiguée, n'hésitez pas à ajouter une noisette de gelée royale dans votre crème de jour. Vous trouverez également en magasin des cosmétiques à la gelée royale, aux effets revitalisants et hydratants.
>
> Autre solution : la prendre en interne, sous forme de cure (voir p. 61).

Baume fondant

Au bain-marie, faites fondre 50 ml d'huile d'amande douce + 2 cuillères à café de cire d'abeille jusqu'à ce que le mélange soit homogène. Hors du feu, ajoutez 1 cuillère à café de miel liquide et 6 gouttes d'extrait de pépins de pamplemousse. Versez dans un flacon et appliquez sur la peau matin et soir.

Cold-cream miel-néroli*

Dans un bol, mélangez 30 ml d'huile de jojoba + 5 g de cire d'abeille brute + 5 gouttes de vitamine E puis faites fondre le tout au bain-marie. Dans un autre bol, mélangez 30 ml d'eau de fleurs d'oranger (néroli) + ½ cuillère à café de miel + 25 gouttes d'extrait de pépins de pamplemousse. Hors du feu, incorporez le mélange miel et hydrolat au mélange précédent en très mince filet tout en émulsionnant à l'aide d'un fouet. Fouettez jusqu'à ce que la crème ait totalement refroidi pour éviter qu'elle ne se déphase. Versez le tout dans un pot préalablement désinfecté à l'eau bouillante ou à l'alcool à 70 °C.

Lotion douceur miel-amandes

Faites tiédir 150 ml de lait. Ajoutez 2 cuillères à soupe de miel + 1 cuillère à café d'huile d'amande douce. Étalez ce lait sur le visage à l'aide d'un coton, laissez poser 5 minutes puis rincez.

---

* Recette spécialement créée par Émilie Hébert, auteur du blog www.mamzelleemie.com

Gommages (peaux grasses)

Le miel exerce une **action gommante par réaction chimique**. Associé à des particules exfoliantes, il purifie efficacement l'épiderme. Les recettes qui suivent sont adaptées aux peaux normales à grasses. Ne les essayez pas si vous avez la peau sensible.

> **Pensez aussi à... la propolis!**
>
> La propolis a des propriétés assainissantes et anti-imperfections intéressantes pour le traitement des peaux grasses. On trouve sur le marché des crèmes spécifiques qui en intègrent dans leur composition.
>
> Vous pouvez également utiliser un spray sans alcool, à pulvériser sur un coton et à appliquer sur la peau, en insistant sur la zone T (front, nez, menton). À faire matin et soir.

Exfoliant miel-sucre

Dans un bol, mélangez 1 cuillère à soupe de miel liquide + 1 cuillère à café de sucre en poudre. Frottez légèrement sur la peau, puis rincez à l'eau tiède.

♦ **Le conseil en +** : légèrement agressif, cet exfoliant est à réserver aux peaux grasses. Vous pouvez aussi utiliser cette méthode pour le corps, avant une épilation par exemple (sauf si vous avez la peau sèche).

Yaourt gommant avoine et miel

Dans un petit bol, mélangez 2 cuillères à soupe de yaourt nature + 2 cuillères à soupe de flocons d'avoine mixés + 2 cuillères à café de miel liquide. Appliquez sur le visage, en évitant le contour des yeux, et laissez poser 5 minutes. Massez en faisant des mouvements circulaires, en insistant sur la zone T (front, nez, menton). Rincez abondamment à l'eau tiède.

🍃 **Le conseil en + :** vous pouvez parfaire ce soin en appliquant ensuite une eau florale d'oranger ou d'hamamélis, à l'aide d'un coton.

Gommage miel-amandes

Dans un bol, mélangez 2 cuillères à soupe de poudre d'amandes + 2 cuillères à soupe de miel. Appliquez cette pâte sur le visage, en évitant le contour des yeux, et laissez poser 5 minutes. Massez en faisant des mouvements circulaires, en insistant sur la zone T (front, nez, menton). Rincez abondamment à l'eau tiède.

Ses applications beauté

Masques (tous types de peaux)

Le miel est un ingrédient incontournable des masques faits maison. Grâce à ses propriétés hydratantes, **il nourrit la peau sans la rendre grasse**; grâce à ses propriétés antibactériennes, **il élimine les impuretés**… Associé à d'autres ingrédients (notamment les autres produits de la ruche), il permet de préparer des masques pour tous les types de peaux.

Masque purifiant (pour peaux grasses)

Dans un petit bol, mélangez 1 cuillère à café d'argile verte* + 2 cuillères à soupe de miel + 2 gouttes d'huile essentielle de pamplemousse. Étalez cette pâte sur peau humide, en évitant le contour des yeux. Laissez poser 15 minutes environ. Puis rincez abondamment à l'eau tiède.

Masque nourrissant (pour peaux sèches)

Mélangez 1 grosse cuillère à soupe de crème fraîche + la chair de ½ avocat bien mûr + ½ cuillère à soupe de miel liquide. Appliquez cette préparation en masque sur le visage, en évi-

---

* En vente dans les pharmacies, parapharmacies et magasins de produits naturels.

tant le contour des yeux. Laissez poser 15 minutes environ puis rincez.

Masque régénérant miel-gelée royale (pour peaux matures)

Dans un bol, mélangez 1 cuillère à soupe de miel + une pointe de couteau de gelée royale. Remuez bien à l'aide d'un petit fouet. Ajoutez 1 cuillère à soupe d'huile de jojoba + 1 cuillère à café d'eau florale de rose, et mélangez à nouveau pour obtenir une texture homogène. Appliquez sur le visage, laissez poser 15 minutes puis rincez abondamment à l'eau tiède.

Masque revitalisant miel-pollen (pour peaux fatiguées)

Mixez un jaune d'œuf + 1 cuillère à café de miel liquide + 1 cuillère à café de pollen en pelotes. Étalez cette crème sur votre visage et votre cou. Laissez poser 30 minutes environ puis rincez à l'eau tiède.

Pour le corps

Dans l'eau du bain

Le bain assèche la peau, surtout si l'eau est dure. Heureusement, le miel permet de l'**adoucir**… et la **parfumer** délicatement. Résultat : votre peau est toute douce, et vous sentez bon !

Bain au miel

Faites couler l'eau et ajoutez 2 cuillères à soupe de miel liquide ou de vinaigre de miel.

♦ **Le conseil en +** : avant de verser le miel dans l'eau, diluez-y 10 gouttes d'huile essentielle de votre choix. Mélangez bien avant de verser dans le bain. Quelle huile essentielle choisir ? Camomille, lavande, orange pour vous détendre ; citron, romarin ou néroli pour un bain stimulant ; ylang-ylang, patchouli ou rose avant une soirée en amoureux…

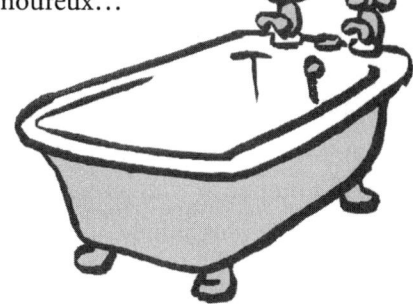

Bain de Ninon de Lenclos

Ninon de Lenclos, femme de lettres et courtisane du XVIIe siècle, était célèbre pour ses recettes de beauté et son amour des bains parfumés…

Faites fondre 2 cuillères à soupe de miel dans un litre de lait chaud. Versez le tout dans l'eau du bain avec 5 poignées de gros sel.

🍯 **Le conseil en +** : vous pouvez diluer 10 gouttes d'huile essentielle de votre choix dans le miel avant de le dissoudre dans le lait.

Bain au lait vanillé

Diluez 10 gouttes d'huile essentielle de vanille dans 3 cuillères à soupe de miel. Incorporez à un litre de lait chaud, mélangez et versez-le dans le bain.

Douche & savon douceur

Sous la douche aussi, profitez des bienfaits du miel ! Il suffit de verser 1 cuillère à café de miel sur un gant de toilette humide, puis d'y ajouter une dose de gel-douche. Frottez-vous ensuite l'ensemble du corps avec cette **mousse parfumée**. À tester aussi : la fabrication de savon au miel. Rien de plus simple !

Ses applications beauté

Savon crémeux au miel de manuka*

Faites bouillir ⅓ de verre d'eau minérale. Versez-y ½ verre de miel de manuka (ou autre miel crémeux) et 2 verres de savon de Marseille en paillettes. Mixez jusqu'à obtention d'une pâte homogène. Mélangez à l'aide d'une spatule et versez dans des moules adaptés (en silicone ou autre). Laissez sécher à l'air libre 3 jours avant de démouler.

Hydratant express

Si vous avez la peau particulièrement sèche à certains endroits (coudes, talons…), étalez un peu de miel sur les zones en question puis laissez poser une trentaine de minutes avant de rincer : vous aurez à nouveau la **peau toute douce** !

Soins SOS pour pieds très secs

Le soir avant de vous coucher, enduisez vos pieds d'une bonne couche de miel (de lavande par exemple). Massez longuement en insistant sur les zones les plus sèches comme les talons. Enfilez des chaussettes, et gardez-les toute la nuit. Le

---

* Recette spécialement créée par Émilie Hébert, auteur du blog www.mamzelleemie.com

lendemain au réveil, rincez vos pieds. Ils seront tout doux.

Gommages

Hydratant et purifiant, le miel exerce aussi une action gommante. Associé avec d'autres actifs spécifiques (citron, avocat, sucre…), il fait un **excellent produit de gommage 100 % naturel.**

Gommage miel-citron pour les zones rebelles

Mélangez 2 cuillères à soupe de miel + 2 cuillères à soupe d'huile de tournesol + 2 cuillères à soupe de jus de citron. Frottez vos coudes, genoux et talons avec cette mixture, laissez poser une dizaine de minutes puis rincez.

Gommage miel-avocat-coco (pour les peaux sèches)

Récupérez la chair d'un demi-avocat bien mûr et écrasez-la. Ajoutez 2 cuillères à soupe de miel + 1 cuillère à soupe de noix de coco râpée. Étalez ce mélange sur peau humide et frottez doucement. Laissez reposer 5 minutes avant de rincer.

Gommage miel-sucre

Dans un petit bol, mélangez 2 cuillères à soupe de miel et 2 cuillères à café de sucre en poudre. Appliquez ce mélange sur la peau et frottez doucement.

♭ Le conseil en + : idéal avant une épilation. Attention : ce gommage est très efficace, ne frottez pas trop et évitez de le faire si vous avez la peau vraiment sèche.

Épilation à l'orientale

En Orient, les femmes s'épilent avec une cire maison, préparée à base de citron et de caramel. Plus souple que la cire au sucre, celle au miel convient mieux aux peaux sensibles. Une **méthode 100 % naturelle** qui a plein d'autres avantages : **économique**, elle laisse la peau douce et lisse pendant 3 semaines environ. Attention toutefois : si vous la testez pour la première fois, faites-vous aider par une copine experte !

Cire dépilatoire

Dans une petite casserole, versez le jus de 2 citrons + 10 morceaux de sucre + 1 cuillère à soupe de miel + 1 cuillère à soupe d'eau de fleurs d'oranger. Faites fondre à feu doux jusqu'à obtention d'une pâte onctueuse. Pétrissez la pâte pour obtenir une boule de cire encore tiède. Roulez cette boule sur la peau : elle arrachera les poils à la racine.

🍃 **Le conseil en +** : après l'épilation, nourrissez votre peau avec de l'huile d'amande douce ou du beurre de karité.

Pour les cheveux

Cheveux fourchus

Usure, excès de soleil ou de produits coiffants, alimentation déséquilibrée, sécheresse extrême du cheveu… Les fourches ont des causes diverses. Au lieu d'adopter la solution radicale en les coupant, **vous pouvez les réparer grâce au miel.**

Masque nourrissant

Mélangez 3 cuillères à soupe de miel + 2 gouttes d'huile essentielle de santal ou de rose + 3 cuillères à soupe d'huile d'amande douce. Faites fondre tout doucement au bain-marie. Hors du feu, ajoutez 3 cuillères à soupe de crème fraîche et mélangez bien. Appliquez ce baume sur les cheveux, enroulez-les avec une serviette chaude et humide, et laissez poser au moins 30 minutes, avant de procéder au shampooing.

✿ **Le conseil en +** : ce produit ne se conserve pas. Si vous en avez trop, profitez-en pour en enduire votre visage et votre cou : votre peau aussi sera toute douce ! Dans ce cas-là, préférez la version avec l'huile essentielle de rose.

Pensez aussi à... la gelée royale !

Si vos cheveux ont tendance à être cassants, faites une cure de gelée royale pendant quelques semaines (voir p. 61). Elle a des propriétés régénérantes extraordinaires. Au passage, vos ongles aussi y gagneront en force. À associer, en cas de chute de cheveux, avec une cure de pollen (voir p. 55).

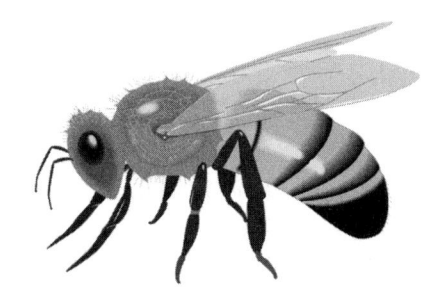

Cheveux secs

Les cheveux secs ont besoin d'être nourris et hydratés. Associé à l'huile d'amande douce et à l'œuf, ce masque va les **régénérer en profondeur**.

Masque hydratant pour cheveux secs

Dans un bol, battez 1 jaune d'œuf avec 2 cuillères à soupe de miel + 1 cuillère à café d'huile d'amande douce à l'aide d'un petit fouet. Appliquez ce mélange sur cheveux humides et posez une serviette chaude pendant au moins 30 minutes avant de procéder au shampooing. À faire 1 fois par semaine.

> **Pensez aussi à... la gelée royale !**
>
> Prise en cure de quelques semaines, la gelée royale fortifie les cheveux et les ongles (voir p. 59). Ne vous en privez pas !

Cheveux ternes

Pour **rendre vos cheveux lisses et brillants**, oubliez les eaux de rinçage achetées dans le commerce. Fabriquez en une vous-même avec un peu de miel : c'est à la fois efficace et bien plus économique !

Eau de rinçage brillance

Versez ½ cuillère à café de miel liquide dans une bouteille remplie de 500 ml d'eau tiède. Secouez bien pour que le miel soit parfaitement dilué. Après avoir lavé et rincé soigneusement vos cheveux, versez cette eau sur l'ensemble de votre chevelure. Massez légèrement puis procédez au coiffage. Inutile de rincer.

> **Pensez aussi… au vinaigre de miel !**
>
> Pour des cheveux brillants et qui se démêlent facilement, vous pouvez également ajouter un peu de vinaigre de miel dans la dernière eau de rinçage.

Chute de cheveux

Ce phénomène peut avoir des causes très différentes. Pour enrayer la chute de cheveux, ajoutez à votre shampooing habituel un peu de miel dans lequel vous aurez dilué une huile essentielle spécifique (thym ou ylang-ylang par exemple).

Shampooing antichute

Mélangez 1 cuillère à soupe de votre shampooing habituel + 1 cuillère à soupe d'eau + ½ cuillère à café de miel + 2 gouttes d'huile essentielle de thym ou d'ylang-ylang. Versez sur les cheveux et procédez au shampooing en massant délicatement le cuir chevelu. Laissez poser 4 à 5 minutes avant de rincer soigneusement.

🍯 **Le conseil en +** : choisissez un shampooing neutre ou, mieux, une base lavante pour les cheveux.

**Pensez aussi...
au pollen et à la gelée royale !**

En cas de chute anormale ou prématurée de cheveux, n'attendez pas et faites une cure de pollen ou de gelée royale pendant quelques semaines, idéalement à chaque changement de saison (voir p. 61). Vos cheveux seront plus denses et vigoureux, et la chute sera ralentie, voire stoppée.

Pellicules

Les pellicules sont parfois causées par une trop grande sécheresse du cuir chevelu. Dans ce cas, le miel apporte une solution efficace en le **réhydratant** et en le **rééquilibrant** naturellement. Fini les pellicules, les irritations et les démangeaisons.

Lotion antipelliculaire

Diluez 1 cuillère à café de miel liquide dans 75 ml d'eau chaude et versez sur le cuir chevelu. Massez bien en faisant des mouvements circulaires puis procédez au shampooing.

Pensez aussi... à la propolis !

Les pellicules peuvent également avoir une autre origine : la prolifération d'un champignon microscopique qui accélère le renouvellement cellulaire et donc la formation de squames. Dans ce cas, il est nécessaire d'assainir votre cuir chevelu. Grâce à ses propriétés purifiantes, la propolis assainit le cuir chevelu, tout en apaisant les irritations et les démangeaisons associées aux pellicules. On trouve aujourd'hui sur le marché des produits antipelliculaires spécifiques à base de propolis.

Plus simplement, ajoutez ½ cuillère à café de propolis liquide dans 1 cuillère à soupe de votre shampooing habituel. Massez soigneusement et laissez poser 5 à 10 minutes environ avant de rincer.

Pour toute la famille

Très doux, le miel peut aussi servir de base à la fabrication de shampooings adaptés à tous les types de cheveux, et donc à tous les membres de la famille, même ceux des enfants. Les cheveux sont souples, brillants et plein d'énergie.

Shampooing hydratant

Dans un bol, battez un œuf avec 1 cuillère à café de miel et 1 cuillère à café d'huile d'olive. Appliquez sur les cheveux en malaxant et en massant le cuir chevelu. Laissez poser 5 minutes avant de rincer à l'eau tiède. Terminez par un jet d'eau froide.

CHAPITRE 3

Et dans la maison ?

Les utilisations du miel dans la maison sont assez limitées. Mais deux autres produits de la ruche se révèlent particulièrement intéressants pour l'entretien des meubles ou la fabrication de bougies : la propolis et la cire d'abeille.

> ### Pour la petite histoire...
>
> Le miel a des usages inattendus dans l'industrie*. Ainsi, il aurait été utilisé pour le glaçage de certains billets de banque. Autrefois, on l'employait dans la fabrication de peintures ou pour raviver la teinte des pierres précieuses.

---

* Source : *250 réponses aux questions d'un ami des abeilles*, Jacques Goût, éditions Gerfaut, 2008.

Du miel pour piéger les guêpes

L'été, la présence de colonies de guêpes en quête de nourriture peut gâcher les déjeuners au soleil. Pour s'en débarrasser efficacement et rapidement, il faut utiliser leur addiction pour les liquides sucrés, et notamment le miel.

La solution

Le plus simple est de fabriquer son piège avec une coupelle remplie de miel (ou d'un mélange bière et miel), surmontée d'un dôme en forme d'entonnoir. Utilisez par exemple, le haut d'une bouteille en plastique coupée en deux. Ainsi, les guêpes entreront et ne pourront plus ressortir.

Assainir l'air de la maison grâce à la propolis

Des études récentes ont mis en évidence les bienfaits des composés volatils de la propolis. Diffusés dans l'atmosphère, ils assainissent l'air ambiant et éliminent toutes les particules nocives : fumées, poussières, microbes, acariens, particules polluantes… Résultat : l'air est purifié et on respire mieux. Selon plusieurs études scientifiques, les bénéfices sur la santé sont également bien réels, en traitement ou en prévention : aide efficace en cas de rhume ou bronchite, moins de cas d'allergies et de problèmes respiratoires…

La solution

Aujourd'hui, on trouve sur le marché différents modèles de diffuseurs électriques de propolis. Il existe même des diffuseurs spécialement conçus pour la voiture ! Ils fonctionnent avec des cartouches de propolis pure. Comptez entre 50 euros (pour le diffuseur de voiture) et 150 euros.

Propolis et cire d'abeille pour l'entretien du bois

Composée de résine, de cire et d'huiles essentielles, la propolis est un excellent protecteur du bois. C'est pourquoi, depuis des siècles, on l'utilise pour la fabrication de vernis. Elle est toujours employée aujourd'hui par certains luthiers, qui en enduisent leurs instruments, et par les apiculteurs, qui protègent ainsi leurs ruches. Elle entre notamment dans la composition du «vernis de Russie» utilisé notamment pour la restauration des meubles anciens.

Vernis de Russie

Dans une casserole, chauffez tout doucement 200 g d'huile de lin, 50 g de cire d'abeille et 100 g de propolis. Surveillez constamment et arrêtez le feu quand le mélange est homogène. Attendez 15 jours avant d'appliquer cette pâte à chaud sur le bois. Laissez sécher puis polissez.

Pour la petite histoire...

Quel était le secret de l'exceptionnelle qualité des violons fabriqués par Stradivarius au début du XVIIIe siècle ? Selon certains, il les enduisait avec un vernis préparé à base de propolis récoltée par les abeilles de la région de Crémone, en Lombardie. Trois siècles plus tard, ses instruments sont toujours dans un état parfait !

La cire d'abeille entre également dans la composition de l'encaustique, produit destiné à nourrir et protéger le bois. Il s'agit d'un mélange de cire d'abeille diluée dans de l'essence de térébenthine pure (huile essentielle résineuse). Dans le commerce, on en trouve sous forme liquide ou en pâte. Elle peut aussi se préparer facilement à la maison.

Encaustique pour meubles*

Détaillez un pain de cire en copeaux, ou utilisez de la cire en billes. Remplissez-en un pot en verre (par exemple un pot à confiture, jusqu'à la moitié). Recouvrez de térébenthine pure. 24 heures plus tard, les paillettes forment une pâte homogène. Au besoin, ajoutez de la térébenthine pour obtenir la consistance voulue, et en répétant l'opération pendant plusieurs jours. La cire peut être teintée en y ajoutant des pigments. Appliquez la cire à l'aide d'une brosse ou d'un chiffon de coton avec un mouvement circulaire pour la faire pénétrer. Laissez pénétrer et sécher entre 24 et 48 heures avant de polir à l'aide d'une brosse, puis avec un lainage pour donner le lustre final.

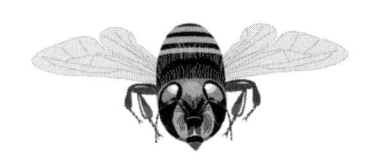

---

* Source : www.artebois.com

Fabriquer ses bougies avec de la cire d'abeille

Fabriquer ses propres bougies avec de la cire d'abeille, rien de plus simple. C'est une excellente alternative aux bougies du commerce fabriquées à base de dérivés de pétrole. En plus, c'est écologique, économique, et ça sent délicieusement bon! Pour cela, il vous faut de la cire d'abeille (en pain ou en billes), une mèche à bougie et un petit contenant, type pot de yaourt en verre. On peut aussi ajouter des colorants, des huiles parfumées… On trouve également des moules pour faire des bougies de toutes les formes. Attention : dans ce cas, il est impératif d'utiliser des moules souples (latex, silicone…) sinon le démoulage de vos bougies en cire d'abeille sera impossible. Tout ce matériel est en vente dans les magasins de loisirs créatifs.

Bougie express

Faire fondre la quantité désirée de cire d'abeille au bain-marie. Quand elle est bien fondue, versez-la dans le contenant dans lequel vous avez placé la mèche. Ajustez cette dernière : elle doit être bien au milieu de votre pot. Laissez refroidir.

↳ **Le conseil en +** : pour une combustion optimale, utilisez des socles de mèche. On y clipse les mèches puis on les dépose dans le fond des contenants. Ainsi, elles restent bien en place.

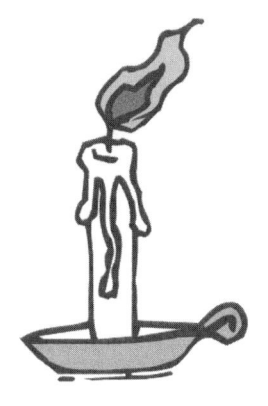

CHAPITRE 4

Le miel en cuisine

En cuisine, le miel s'invite partout! Il sucre les desserts bien sûr, mais il sait faire quantité d'autres choses. Dans les vinaigrettes, les marinades, les plats sucrés-salés, il apporte une touche acidulée. Il permet aussi de caraméliser les préparations à base de fruits, de laquer les viandes ou les légumes, d'apporter du moelleux aux pâtes à biscuits, de favoriser l'action de la levure dans les pains… C'est également une bonne base quand on cuisine avec les huiles essentielles*.

---

* Rappelons que l'usage des huiles essentielles en cuisine nécessite certaines précautions. Il faut notamment toujours diluer l'huile essentielle dans un corps gras ou sucré avant de l'ajouter au plat. Le miel est dans ce cas parfaitement indiqué. Pour en savoir plus : *Mes recettes de cuisine aux huiles essentielles*, de Danièle Festy, Leduc.s. Éditions.

Quel miel choisir en cuisine ?

On utilise traditionnellement des miels doux, dont le goût délicat ne tuera pas les autres saveurs du plat (acacia, lavande…). Sauf dans certains cas, par exemple celui du pain d'épices : on choisira un miel de caractère, type miel de bruyère ou de châtaignier, afin que sa saveur tienne tête à la multitude des épices utilisées dans cette recette. Voici quelques idées de mariages heureux…

Les miels doux

- **Le miel d'acacia** : le plus doux, à privilégier dans les desserts aux fruits, pour sucrer sans donner un arôme trop prononcé.
- **Le miel de tournesol** : pour la fabrication des pâtisseries et des pains.
- **Le miel de framboisier** : idéal dans les recettes sucrées.
- **Le miel d'oranger** : dans les desserts aux fruits, et particulièrement aux agrumes.
- **Le miel de lavande** : aussi bien dans les recettes sucrées que salées.
- **Le miel de romarin** : dans les pâtisseries.

Les miels de caractère

- **Le miel d'arbousier** : pour les plats sucrés-salés, ou aigres-doux, pour les gibiers.
- **Le miel de bourdaine** : pour les viandes « fortes » (gibier, rognons, foie…).
- **Le miel de bruyère** : avec les viandes au goût prononcé ou dans les plats sucrés-salés.
- **Le miel de forêt** : plutôt sur les tartines, dans le thé et les infusions.
- **Le miel de châtaignier** : délicieux avec les fromages, en petites touches dans les pâtisseries et les plats cuisinés.

À noter

Le pouvoir sucrant du miel est supérieur à celui du sucre. Dans les recettes, remplacez par exemple 100 g de sucre par 75 g de miel.

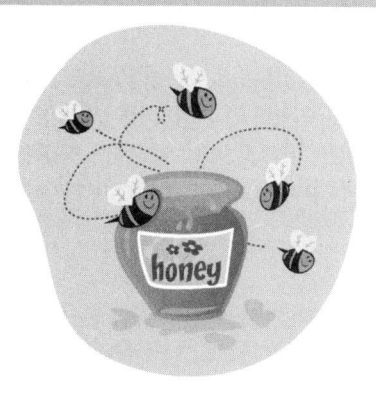

ENTRÉES

Camemberts rôtis au miel

Pour 2 personnes :
2 petits camemberts au lait cru dans leur boîte en bois (150 g)
4 cuillères à soupe de miel liquide

Préparation :
- Préchauffez le four thermostat 6 (180 °C).
- Sortez les camemberts de leur emballage papier et remettez-les dans leur boîte en bois, sans les couvercles. Mettez-les au four pendant 15 minutes environ.
- Pendant ce temps, faites chauffer le miel dans une petite casserole, sans le faire bouillir.
- Sortez les camemberts du four et arrosez-les de miel chaud. Servez sans attendre.

↳ **Le conseil en +** : accompagnez ces camemberts d'une salade de roquette simplement assaisonnée d'un filet d'huile d'olive et parsemée de pignons de pin légèrement grillés à sec.

Salade de chèvre chaud aux pommes et miel

Pour 4 personnes :
8 petits fromages de chèvre (type Rocamadour)
4 grandes tranches de pain de campagne
4 cuillères à soupe de miel liquide
2 cuillères à soupe d'huile d'olive
2 pommes
2 tomates
1 laitue

La vinaigrette :
3 cuillères à soupe d'huile d'olive
1 cuillère à soupe de vinaigre balsamique
1 cuillère à café de moutarde
Sel, poivre du moulin

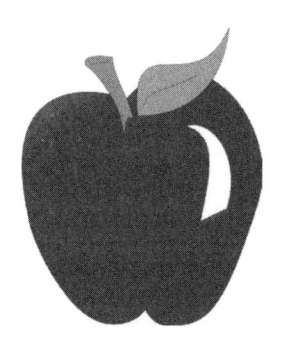

Préparation :

- Préchauffez le gril du four.
- Coupez les tranches de pain de campagne en deux et posez un petit fromage de chèvre sur chaque. Arrosez d'un filet d'huile d'olive, et poivrez.
- Lavez et épluchez les pommes, détaillez-les en lamelles. Lavez les tomates et coupez-les en dés. Préparez la laitue.
- Dans un bol, mélangez les ingrédients de la vinaigrette.
- Mettez les toasts aux chèvres sous le gril du four pendant 5 à 7 minutes.
- Dans des assiettes individuelles, répartissez la laitue, les lamelles de pomme et les dés de tomates. Arrosez de vinaigrette.
- Dès que les toasts sont dorés, posez-les sur la salade, arrosez chaque toast de ½ cuillère à soupe de miel. Servez sans attendre.

Tatin d'endives confites

Pour 6 personnes :
10 endives
1 rouleau de pâte feuilletée
2 cuillères à soupe de miel liquide
2 cuillères à soupe de vinaigre balsamique
20 g de beurre + 1 noix
Sel, poivre

Préparation :
- Préchauffez le four thermostat 6 (180 °C).
- Lavez les endives et coupez-les en deux dans le sens de la longueur.
- Faites fondre la moitié du beurre dans une sauteuse. Ajoutez les endives et laissez-les cuire à feu doux pendant une vingtaine de minutes. En fin de cuisson, ajoutez le miel.
- Beurrez un moule à tarte à bords hauts. Versez le vinaigre balsamique, et tournez le moule afin de le répartir. Disposez les endives harmonieusement, face plate sur le dessus. Salez et poivrez.
- Déroulez la pâte et recouvrez les endives. Rentrez les bords à l'intérieur du moule.
- Faites cuire 25 minutes. Retournez la tarte sur un plat de service, et dégustez sans attendre.

Brochettes tomates-feta

Pour 24 brochettes :
200 g de feta nature
12 tomates-cerises
12 feuilles de basilic frais
2 cuillères à soupe de miel liquide
2 cuillères à soupe d'huile d'olive
Poivre
Matériel spécifique :
24 petites piques en bois (cure-dents)

Préparation :
- Dans un bol, mélangez l'huile d'olive et le miel. Poivrez.
- Ciselez le basilic et ajoutez-le au mélange. Découpez la feta en 24 carrés, et faites-les mariner dans cette préparation au moins 1 heure.
- Rincez les tomates-cerises et coupez-les en deux.
- Composez les minibrochettes avec un dé de feta et une moitié de tomate-cerise. Laissez au frais jusqu'au moment de servir.

Velouté de carottes à l'orange et au miel

Pour 4 personnes :
1 kg de carottes
2 oignons
2 cuillères à soupe d'huile d'olive
100 g de crème fraîche
1 orange
2 cuillères à soupe de miel liquide
Sel, poivre

Préparation :
- Lavez et épluchez les carottes. Coupez-les en rondelles.
- Pelez et hachez les oignons. Faites chauffer l'huile d'olive dans une cocotte, ajoutez les oignons et laissez-les blondir quelques minutes à feu doux. Incorporez les carottes et le miel, et faites cuire 5 minutes en remuant.
- Ajoutez ½ litre d'eau, et poursuivez la cuisson 15 minutes environ.
- Mixez, puis reversez la soupe dans une casserole et ajoutez la crème. Salez et poivrez. Faites réchauffer sur feu doux pendant quelques minutes.
- Avant de servir, ajoutez le jus de l'orange.

🍯 **Le conseil en + :** cette soupe se déguste aussi bien chaude que froide.

Poivrons marinés au miel

Pour 4 personnes :
3 poivrons jaunes
3 poivrons rouges
3 cuillères à soupe d'huile d'olive
2 cuillères à soupe de miel
3 gousses d'ail
1 citron
Sel, poivre

Préparation :
- Préchauffez le gril de votre four.
- Lavez les poivrons, ouvrez-les en deux et épépinez-les.
- Placez-les sur la grille de votre four recouverte d'une feuille de papier sulfurisé, côté peau sur le dessus. Laissez-les griller jusqu'à ce que leur peau devienne noire. Sortez-les du four et laissez-les refroidir dans un sac en plastique fermé.
- Une fois que les poivrons sont froids, épluchez-les et coupez-les en lamelles.
- Dans un bol, mélangez l'huile d'olive, le miel, le jus du citron et l'ail émincé. Salez et poivrez. Mélangez bien et mettez au frais toute une nuit.

↳ **Le conseil en +** : à servir à l'apéritif ou en entrée, sur des tranches de pain de campagne toastées.

PLATS

Pavés de saumon miel-sésame

Pour 4 personnes :
4 pavés de saumon
2 cuillères à soupe de miel liquide
2 cuillères à soupe de graines de sésame
2 cuillères à soupe d'huile de sésame
20 cl de crème fraîche
Sel, poivre

Préparation :
- Salez et poivrez les pavés de saumon.
- Faites chauffer le miel dans une petite casserole, puis badigeonnez-en les pavés de saumon à l'aide d'un pinceau. Saupoudrez-les de graines de sésame.
- Versez l'huile dans une poêle et faites revenir le saumon pendant 5 à 7 minutes.
- Retirez les pavés et ajoutez la crème. Arrêtez le feu avant ébullition.
- Servez les pavés de saumon recouverts de cette sauce, accompagnés de riz ou de légumes vapeur.

Travers de porc caramélisés

Pour 4 personnes :
1 kg de travers de porc
5 cuillères à soupe de miel liquide
4 cuillères à soupe de moutarde
4 cuillères à soupe de sauce soja
1 petite boîte de concentré de tomates
3 gousses d'ail
1 cuillère à soupe de gingembre frais haché
1 pincée de piment (facultatif)
Sel, poivre

Préparation :
- Coupez les travers de porc en morceaux de 6 centimètres de large environ. Faites-les blanchir 10 minutes à l'eau bouillante.
- Dans un saladier, mélangez le miel, la moutarde, la sauce soja, le concentré de tomates, le gingembre et le piment (facultatif). Hachez les gousses d'ail et incorporez-les à la préparation. Salez et poivrez.
- Ajoutez la viande, enrobez-la bien et laissez mariner au moins 3 heures au frais.
- Faites cuire les travers à la poêle, au four ou au barbecue, 15 minutes maximum.

Magrets de canard au miel

Pour 4 personnes :
2 magrets de canard
4 cuillères à soupe de miel liquide
4 cuillères à café de vinaigre balsamique
Sel, poivre

Préparation :
- Incisez la peau des magrets, sans couper la chair. Déposez-les, côté peau en dessous, dans une cocotte en fonte, sans ajout de matière grasse. Salez. Allumez le feu et laissez-les cuire 10 à 15 minutes en les retournant à mi-cuisson.
- Une fois les magrets cuits, ôtez-les du feu et réservez-les au chaud.
- Déglacez la poêle avec le vinaigre et le miel, sans laisser bouillir.
- Coupez le canard en tranches et arrosez-le avec la sauce. Servez sans attendre.

↳ Le conseil en + : en accompagnement, faites réchauffer quelques minutes dans la sauce des quartiers de pêches, fraîches ou au sirop.

Brochettes de poulet au miel

Pour 4 personnes :
800 g de blancs de poulet
5 cuillères à soupe de miel liquide
2 cuillères à soupe de jus de citron
2 cuillères à soupe de sauce soja
2 cuillères à soupe de fécule de maïs
2 gousses d'ail
2 cuillères à café de gingembre en poudre
1 poivron vert
Sel, poivre
Matériel spécifique :
8 piques à brochettes en bois

Préparation :
- Coupez les blancs de poulet en gros dés.
- Mettez vos piques à brochettes à tremper dans l'eau pendant au moins 2 heures.
- Délayez la fécule de maïs dans 2 cuillères à soupe d'eau tiède. Pelez et hachez les gousses d'ail.
- Dans un sachet congélation, versez le miel, le jus de citron, la sauce soja, la fécule de maïs délayée, l'ail haché et le gingembre. Salez et

poivrez. Ajoutez les morceaux de poulet, fermez le sachet et remuez-le afin de bien imprégner la volaille. Mettez au frais au moins 2 heures.

- Une fois la viande marinée, préchauffez votre four thermostat 6 (180°C).
- Coupez et épépinez le poivron. Détaillez la chair en petits carrés.
- Montez les brochettes : alternez les dés de poulet mariné et les carrés de poivron. Placez-les dans un grand plat et faites-les cuire 15 à 20 minutes en arrosant de temps en temps avec le reste de marinade.

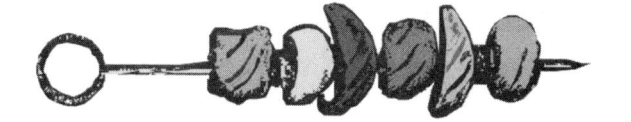

Rôti de porc au miel

Pour 6 personnes :
1 rôti de porc de 1 kg
6 cuillères à soupe de miel liquide
2 cuillères à soupe de moutarde
30 cl de vin blanc
Quelques brins de thym
1 oignon
1 pincée de muscade
1 noix de beurre (pour le plat)
Sel, poivre

Préparation :
- Préchauffez le four thermostat 6 (180 °C).
- Dans un bol, mélangez le miel et la moutarde. À l'aide d'un pinceau, enduisez-en le rôti et déposez-le dans un plat à four préalablement beurré.
- Ajoutez le thym effeuillé, la muscade, l'oignon émincé et le vin blanc. Salez et poivrez.
- Faites cuire pendant 1 h 30 environ en arrosant régulièrement la viande.

↳ Le conseil en + : au bout de 1 heure de cuisson, ajoutez dans le plat des pommes de terre coupées en morceaux.

DESSERTS

Fromage blanc au miel, pistaches et amandes

Pour 4 personnes :
500 g de fromage blanc
150 g de crème fraîche
6 cuillères à soupe de miel liquide
4 cuillères à soupe d'amandes effilées
2 cuillères à soupe de pistaches nature décortiquées

Préparation :
- Concassez grossièrement les pistaches.
- Faites griller rapidement les amandes et les pistaches dans une poêle, sans ajout de matières grasses.
- Battez le fromage blanc et la crème fraîche à l'aide d'un fouet. Répartissez cette préparation dans 4 coupelles. Versez 1,5 cuillère de miel sur chacune, puis saupoudrez les amandes et les pistaches.

❦ **Le conseil en +** : pour une version plus light, choisissez une crème fraîche allégée !

Gâteau miel-noisettes

Pour 6 personnes :
200 g de noisettes concassées
100 g de miel liquide
100 g de farine
2 œufs
50 g de beurre + 1 noix pour le moule
50 g de sucre

Préparation :
- Préchauffez le four thermostat 5 (150 °C).
- Mélangez les noisettes concassées, le sucre et la farine. Ajoutez le beurre ramolli, le miel et les jaunes d'œufs.
- Battez les blancs d'œufs en neige et incorporez-les à la préparation précédente en soulevant la pâte à l'aide d'une spatule.
- Versez la préparation dans un moule beurré et fariné. Faites cuire 30 minutes.

Crêpes miel-citron

Pour une dizaine de crêpes
250 g de farine
½ litre de lait
3 œufs
20 g de beurre
100 g de miel liquide
2 citrons
Huile (pour la cuisson des crêpes)

Préparation :
• Mélangez la farine et les œufs. Ajoutez le beurre fondu puis versez le lait progressivement en remuant à l'aide d'un fouet. Laissez reposer la pâte au moins 2 heures au frais.
• Faites cuire les crêpes dans une poêle huilée et bien chaude, 1 à 2 minutes de chaque côté. Réservez-les.
• Avant de servir, tartinez chaque crêpe d'un peu de miel. Arrosez-les d'un filet de jus de citron avant de les rouler.

Pommes au four

Pour 4 personnes :
4 belles pommes
4 cuillères à soupe de miel
40 g de beurre
1 cuillère à soupe de cannelle en poudre

Préparation :
- Préchauffez le four thermostat 6 (180 °C).
- Lavez les pommes et évidez-les à l'aide d'un vide-pommes. Posez-les dans un plat à four, et remplissez chacune d'une cuillère à soupe de miel et d'une noisette de beurre. Saupoudrez de cannelle.
- Versez un verre d'eau dans le fond du plat. Faites cuire 30 minutes en arrosant régulièrement les pommes avec leur jus. Servez chaud ou tiède, éventuellement accompagné d'une boule de glace ou d'un peu de crème fraîche.

🍯 **Le conseil en + :** vous pouvez ajouter des fruits secs (amandes effilées, cerneaux de noix…) ou des biscuits émiettés.

Salade d'oranges à la fleur d'oranger

Pour 4 personnes :
6 belles oranges
2 cuillères à soupe de miel liquide
2 cuillères à soupe d'eau de fleurs d'oranger

Préparation :

- Pelez les oranges à vif et découpez-les en tranches très fines. Disposez-les en rosace dans une assiette.
- Dans un bol, mélangez le miel liquide et l'eau de fleurs d'oranger. Versez ce sirop sur les oranges, et laissez reposer au frais pendant au moins 30 minutes.

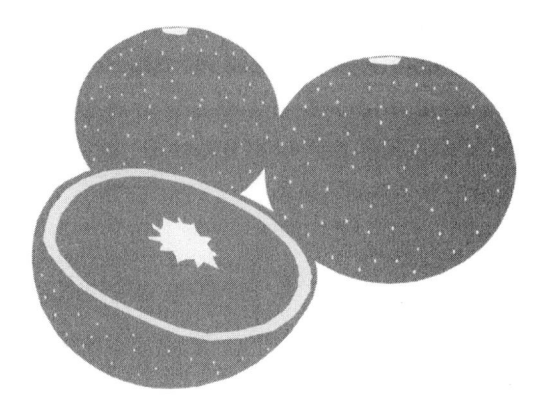

Samoussas aux figues et au miel

Pour 4 personnes :
5 figues
4 cuillères à soupe de miel
80 g de beurre
4 feuilles de brick

Préparation :
• Lavez les figues et coupez-les en tranches épaisses. Faites fondre 20 g de beurre dans une poêle, ajoutez les figues et le miel, et faites revenir pendant 5 à 7 minutes.
• À l'aide d'un pinceau, badigeonnez les feuilles de brick avec 30 g de beurre fondu. Pliez-les en deux. Déposez quelques tranches de figue sur le bord de la feuille, et pliez les samoussas en triangles.
• Faites dorer les samoussas dans une poêle avec le reste de beurre, à feu doux, pendant 5 minutes. Servez immédiatement.

Biscuits au miel

Pour 6 personnes :
125 g de beurre
4 cuillères à soupe de miel
2 jaunes d'œufs
140 g de farine
4 cuillères à soupe de sucre en poudre
1 sachet de levure chimique
1 cuillère à soupe d'eau de fleurs d'oranger

Préparation :
- Préchauffez le four thermostat 6 (180 °C).
- Versez dans le blender le beurre fondu, le miel, le sucre, l'eau de fleur d'oranger et les jaunes d'œufs. Mixez le tout.
- Toujours en mixant, ajoutez progressivement la farine et la levure jusqu'à ce que la pâte forme une boule homogène.
- Façonnez des petites boules de pâte entre vos mains farinées, et posez-les sur une plaque recouverte de papier sulfurisé.
- Enfournez et laissez cuire 10 minutes environ.

Pain perdu au miel

Pour 4 personnes :
8 tranches de pain rassis
½ litre de lait
1 œuf
4 cuillères à soupe de miel liquide
1 noix de beurre

Préparation :
- Dans un saladier, battez le lait, l'œuf et 2 cuillères à soupe de miel.
- Faites tremper le pain dans le mélange pendant 1 heure afin que les tartines soient bien imbibées.
- Répartissez le reste de miel sur les tranches de pain puis faites-les revenir à la poêle avec le beurre. Servez bien chaud.

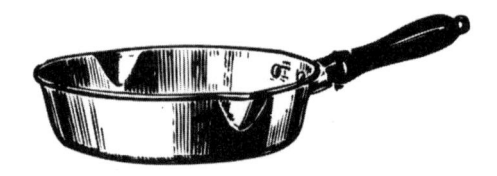

Pain d'épices alsacien*

Pour 6 personnes :
500 g de farine
350 g de miel de châtaignier
150 g de sucre
10 à 15 g d'épices
170 g d'amandes hachées
50 g de citron confit
50 g d'orange confite
Le jus de 1 ou 2 citrons
10 g de bicarbonate de soude
1 noix de beurre (pour la plaque de cuisson)

Préparation :
- Versez le miel dans une casserole. Chauffez-le à feu doux avec un verre d'eau.
- Mélangez le miel avec le sucre, le jus de citron, puis tous les autres ingrédients, en terminant par le bicarbonate.
- Travaillez longuement ce mélange et laissez-le reposer au frais pendant 48 heures (pas au réfrigérateur).
- Au bout de 2 jours, retravaillez la pâte en ajoutant un peu d'eau si besoin : elle doit avoir la consistance d'une pâte à modeler.

---
* Recette extraite du site du Musée du pain d'épices et de l'art populaire alsacien, www.paindepices-lips.com

- Faites chauffer le four thermostat 6/7 (200 °C).
- Étalez la pâte sur un plan de travail et découpez des motifs à l'aide d'un emporte-pièce. Posez-les sur une plaque beurrée et faites cuire 5 à 10 minutes.

SAUCES, VINAIGRETTES, BOISSONS...

Vinaigrette aux noix et au miel

Pour 4 à 6 personnes :
3 cuillères à soupe d'huile d'olive
1 cuillère à soupe de vinaigre balsamique
1 cuillère à soupe de miel liquide
1 cuillère à café de moutarde
Sel, poivre

Préparation :
- Mélangez tous les ingrédients : c'est prêt !

🍯 **Le conseil en +** : délicieux avec une salade d'endives crues, dés de comté et lardons.

Sauce aux cacahuètes façon thaïe

Pour 6 personnes :
100 g de cacahuètes grillées
2 cuillères à soupe de miel liquide
2 cuillères à café de sauce soja
3 cébettes (oignons verts)
2 gousses d'ail
1 cuillère à café de curry
1 cuillère à café de cumin
1 cuillère à café de coriandre

Préparation :
- Mixez tous les ingrédients jusqu'à l'obtention d'une pâte homogène.
- Versez la préparation dans une casserole et ajoutez 25 cl d'eau. Laissez cuire à feu doux en mélangeant jusqu'à ce que la préparation épaississe.

Le conseil en + : servez cette sauce avec des brochettes de poulet ou des crevettes simplement cuites à la poêle.

Smoothie banane-miel-amandes

Pour 1 grand verre :
1 banane bien mûre
1 cuillère à café de miel liquide
25 cl de lait d'amandes

Préparation :
- Mixez la banane avec le miel et le lait d'amandes, jusqu'à obtention d'une consistance homogène. Dégustez bien frais.

❦ Le conseil en + : idéal au petit déjeuner, pour faire le plein d'énergie, ou au goûter.

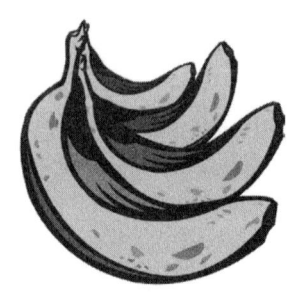

Vin chaud

Pour 1 litre :
1 bouteille de vin rouge
3 cuillères à soupe de miel d'oranger
100 g de sucre de canne
1 citron bio
3 oranges bio
2 bâtons de cannelle
1 cuillère à soupe de muscade
3 clous de girofle

Préparation :
- Versez le vin dans une casserole. Ajoutez le miel, le sucre, la cannelle, la muscade et les clous de girofle.
- Pressez le citron puis récupérez son zeste. Ajoutez le zeste et le jus dans la casserole, ainsi que les oranges coupées en quartiers.
- Portez à ébullition, puis laissez reposer au moins 10 heures. Réchauffez tout doucement avant de servir.

Bibliographie

Livres

Le miel et les produits de la ruche, Jean-Marie Delecroix, éditions Médicis, 2008.

Le miel et ses bienfaits, Laura Fronty et Marie-France Michalon, éditions Flammarion, 2008.

250 réponses aux questions d'un ami des abeilles, Jacques Goût, éditions Gerfaut, 2008.

Apithérapie, Jean-Luc Darrigol, éditions Dangles, 2007.

The World History of Beekeeping and Honey Hunting, Eva Crane, éditions Routledge, 1999.

Site

www.01sante.com : site créé par le docteur Yves Donadieu, lauréat de la Faculté des Sciences de Poitiers, diplômé de la Faculté de Médecine de Paris, ex-directeur de collection aux éditions Vigot-Maloine et médaille d'or Apimondia pour ses travaux sur les produits de la ruche. Il est l'auteur de plusieurs ouvrages sur l'apithérapie aux éditions Maloine : *Le miel*, *La gelée royale*, *La propolis*, *Le pollen* et *La cire*.

Table des matières

Sommaire 7

PARTIE 1
Le miel, un trésor de la nature 9

CHAPITRE 1
Histoire et fabrication 11

La nourriture des dieux
et autres croyances 12

Du nectar au miel… 14

L'apiculture en France 17

CHAPITRE 2
Un aliment magique 19

Un concentré d'énergie 20
Un médicament naturel 21
   Des bienfaits communs 21
   À chaque miel ses indications spécifiques.. 24
   Des contre-indications? 28
Quand le miel entre à l'hôpital… 30
Un allié beauté 32

CHAPITRE 3
**Bien le choisir
et le consommer** 33

Un miel, des miels… 33
   Les miels monofloraux (ou miels de cru).. 34
   Les miels toutes fleurs 36
   Les miels rares et originaux 39
Conseils d'achat 40
   Les mentions obligatoires 40

Vaut-il mieux choisir............................... 41
   ... un miel liquide ou solide?............... 41
   ... un miel pasteurisé?........................ 42
   ... un miel français?........................... 43
   ... un miel bio?.................................. 44

Comment le consommer?...................... 46

Bien le conserver................................... 48

CHAPITRE 4
Les autres produits de la ruche............................. 49

Le pollen, le steak des abeilles............... 50
   Sa composition 50
   Ses vertus... 52
   Quelles contre-indications?................. 53
   Bien le choisir..................................... 54
   La cure de pollen................................ 55

La gelée royale, le lait des abeilles......... 57
   Sa composition 57
   Ses vertus... 58
   Quelles contre-indications?................. 59
   Bien la choisir..................................... 60
   La cure de gelée royale........................ 61

La propolis, le « garde du corps » de la ruche 62
- Sa composition 64
- Ses vertus 65
- Quelles contre-indications ? 67
- Bien la choisir 68
- La cure de propolis 69

Et aussi… 70
- La cire d'abeille 70
- Le venin d'abeille 70
- L'hydromel 71
- Le vinaigre de miel 71

PARTIE 2
Applications pratiques 73

CHAPITRE 1
Ses utilisations santé 75

Aphte 76

Brûlure, coupure, plaie légère 78

Caries, gingivite, mal de dents 80

Table des matières

Cholestérol, problèmes cardio-vasculaires 81
Conjonctivite 82
Constipation 83
Coup de soleil 84
Crampes, courbatures 85
Crise de foie, insuffisance hépatique 86
Cystite chronique 87
Diarrhée 88
Digestion difficile 89
Eczéma, psoriasis 90
Extinction de voix, mal de gorge 91
Fatigue, manque d'énergie 93
Fatigue sexuelle, baisse de la libido 94
Gerçures, crevasses 96
Gueule de bois 97
Insomnie, troubles du sommeil, nervosité 98
Mal de tête, migraine 99
Ostéoporose 100
Mauvaise haleine 101
Perte d'appétit 102

LE MIEL MALIN

Pipi au lit, incontinence 104
Piqûre d'insecte 105
Problèmes de circulation 106
Rhume, grippe, refroidissement 107
Rhume des foins, allergies saisonnières .. 109
Sinusite 111
Toux 112

CHAPITRE 2
Ses applications beauté 115

Pour le visage 118
   Baume à lèvres 118
      Baume au miel de tilleul 118
   Crèmes (pour peaux sèches, sensibles
   et matures) 119
      Baume fondant 119
      Cold-cream miel-néroli 120
      Lotion douceur miel-amandes 120
   Gommages (peaux grasses) 121
      Exfoliant miel-sucre 121
      Yaourt gommant avoine et miel 122
      Gommage miel-amandes 122

Table des matières

Masques (tous types de peaux)..............123
  Masque purifiant (pour peaux grasses) 123
  Masque nourrissant (pour peaux sèches) 123
  *Masque régénérant miel-gelée royale
  (pour peaux matures)*..........................124
  *Masque revitalisant miel-pollen
  (pour peaux fatiguées)*..........................124

Pour le corps 125

Dans l'eau du bain....................................125
  Bain au miel......................................125
  Bain de Ninon de Lenclos....................126
  Bain au lait vanillé.............................126

Douche & savon douceur......................126
  Savon crémeux au miel de manuka 127

Hydratant express...................................127
  Soins SOS pour pieds très secs................127

Gommages...128
  *Gommage miel-citron pour
  les zones rebelles*................................128
  *Gommage miel-avocat-coco
  (pour les peaux sèches)*........................128
  Gommage miel-sucre 129

Épilation à l'orientale............................129
  Cire dépilatoire..................................129

Pour les cheveux...............................130

Cheveux fourchus..................................130
  Masque nourrissant...........................130

Cheveux secs 132
   Masque hydratant pour cheveux secs.......... 132

Cheveux ternes 132
   Eau de rinçage brillance 133

Chute de cheveux 133
   Shampooing antichute 134

Pellicules 134
   Lotion antipelliculaire 135

Pour toute la famille 136
   Shampooing hydratant 136

CHAPITRE 3
Et dans la maison ? 137

Du miel pour piéger les guêpes 138
   La solution 138

**Assainir l'air de la maison
grâce à la propolis** 138
   La solution 139

**Propolis et cire d'abeille pour
l'entretien du bois** 139
   Vernis de Russie 140
   Encaustique pour meubles 141

**Fabriquer ses bougies avec
de la cire d'abeille** 142
   Bougie express 143

CHAPITRE 4
Le miel en cuisine 145

Quel miel choisir en cuisine ? 146
- Les miels doux 146
- Les miels de caractère 147

Entrées 148
- Camemberts rôtis au miel 148
- Salade de chèvre chaud aux pommes et miel 149
- Tatin d'endives confites 151
- Brochettes tomates-feta 152
- Velouté de carottes à l'orange et au miel ..153
- Poivrons marinés au miel 154

Plats 155
- Pavés de saumon miel-sésame 155
- Travers de porc caramélisés 156
- Magrets de canard au miel 157
- Brochettes de poulet au miel 158
- Rôti de porc au miel 160

Desserts 161
- Fromage blanc au miel, pistaches et amandes 161
- Gâteau miel-noisettes 162

Crêpes miel-citron 163
Pommes au four 164
Salade d'oranges à la fleur d'oranger 165
Samoussas aux figues et au miel 166
Biscuits au miel 167
Pain perdu au miel 168
Pain d'épices alsacien 169

Sauces, vinaigrettes, boissons… 170
Vinaigrette aux noix et au miel 170
Sauce aux cacahuètes façon thaïe 171
Smoothie banane-miel-amandes 172
Vin chaud 173

Bibliographie 175
Livres 175
Site 176

Dans la même collection, aux éditions Leduc.s

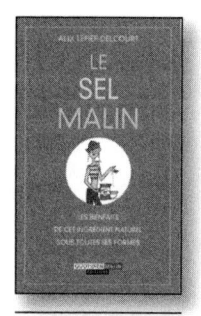

Alix Lefief-Delcourt
978-2-84899-339-3

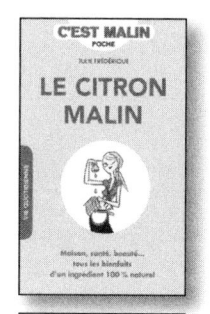

Julie Frédérique
978-2-84899-332-4

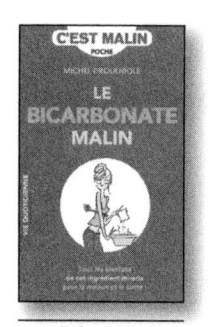

Michel Droulhiole
978-2-84899-354-6

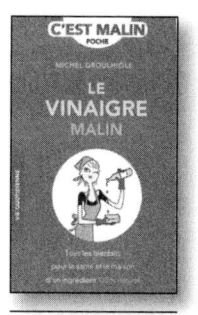

Michel Droulhiole
978-2-84899-291-4

CE LIVRE VOUS A PLU ?

Découvrez l'ensemble de nos publications !

Inscrivez-vous pour recevoir par e-mail la lettre mensuelle des éditions Leduc.s contenant des infos exclusives, des surprises et des avant-premières :

https://tinyurl.com/newsletterleduc

ou en flashant le code ci-contre :

Retrouvez-nous sur les réseaux sociaux :

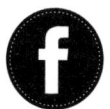

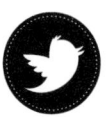

Conseils pratiques, infos santé, astuces cuisine et bien-être, interviews exclusives, paroles d'auteurs passionnés, coulisses de la maison d'édition… Toutes les actus des éditions Leduc.s sont à suivre sur notre chaîne YouTube : **LEDUC.S Éditions**.

SITE INTERNET DES ÉDITIONS LEDUC.S

D'ores et déjà, retrouvez l'intégralité de notre catalogue sur notre site **www.editionsleduc.com**, et achetez directement les livres qui vous intéressent, au format papier ou numérique.

Conformément à la loi Informatique et Libertés du 6 janvier 1978, vous disposez d'un droit d'accès et de rectification aux données personnelles vous concernant.

Achevé d'imprimer en Espagne
par BlackPrint CPI Ibérica S.L.
Sant Andreu de la Barca (08740)

Dépôt légal : avril 2010